Maigrir
avec la méthode Peltriaux

J'AI LU

Dr PHILIPPE PELTRIAUX

Maigrir
avec la méthode Peltriaux

Avec la collaboration
de Monique Cabré

J'AI LU
Bien-être

À la mémoire de mon père,
à ma femme Suzy et à mes enfants,
à ma mère,
et avec tous mes remerciements
à Armelle Saint Gal de Pons.

AVERTISSEMENT

Les patients célèbres ou inconnus du Dr Peltriaux qui ont tenu à apporter leur témoignage sur sa méthode l'ont fait à titre volontaire et personnel. Leurs propos ont été recueillis par Monique Cabré.

Sommaire

Maigrir, c'est quand vous voulez

En ouvrant ce livre, vous vous êtes peut-être dit : « Encore un régime ! Toujours des promesses ! » C'est que vous l'avez tellement entendu ce serment d'une méthode miracle qui vous permettrait d'en finir une bonne fois pour toutes avec les kilos yoyo. Et pourtant vous êtes en train de lire ces lignes. Pour voir. Pour savoir. Alors, permettez-moi de vous en dire très vite un peu plus. Juste pour vous convaincre du bien-fondé de mes techniques. Nous aurons tout le temps de revenir plus loin sur les détails.

Le régime que je vous propose et que mon éditeur a baptisé « la méthode Peltriaux », je l'étudie depuis des années. Je l'ai mis en pratique, corrigé, amendé et, si j'ose dire, affiné sur des centaines et des centaines de patients.

Vous en avez peut-être entendu parler par une amie, une connaissance ou alors vous avez lu l'interview d'une célébrité que vous aimez bien et que ce régime a transformée. Et ces gens qui vous ont donné envie de savoir faisaient peut-être partie de mes patients. Ou alors ils revenaient des États-Unis ou du Québec. Nous sommes une poignée de confrères à travailler de concert autour de cette méthode et à nous communiquer régulièrement nos études et nos observations. Chacun personnalise sa technique. J'ai l'immodestie de penser que la mienne fonctionne bien et surtout durablement.

Du moins, c'est l'idée que je m'en fais car il m'est rarement donné de juger sur pièces : mes patients ne reviennent pas souvent me voir. Je suis peut-être le seul médecin à m'en féliciter mais je n'ai qu'exceptionnellement de leurs nouvelles. Une fois amaigris, ils n'ont plus tendance à grossir. C'est le principe de la méthode : le résultat est là. Durable, efficace, surprenant. Pour peu que vous l'adaptiez à votre personnalité, ce que ce livre devrait vous permettre de faire, vous allez modifier à jamais votre comportement alimentaire.

La raison en est simple et tient très exactement au traitement que je propose et aux observations que j'en ai pu faire. Vous allez comprendre pourquoi. Tout commence par un sevrage de douze à vingt jours. Ce que j'appelle la phase starter. Elle est essentielle et permet surtout de faire table rase des mauvaises habitudes. Finis les grignotages et les envies de sucreries. Vous vous reconstruisez. Vous oubliez tout, votre corps a tout oublié. La nouvelle vie commence.

Cette période starter utilise un régime à très basses calories. Uniquement des légumes. Mais la période de jeûne n'est pas désagréable, elle est même rendue indolore grâce à un apport supplémentaire de protéines. L'incroyable, c'est qu'on y prend du plaisir. On perd du poids sans s'en rendre compte, on oublie ses mauvaises habitudes et en plus, on se sent bien, en pleine forme. C'est ce qu'on appelle l'action des corps cétoniques. J'y reviendrai tout à l'heure.

Après cette première phase de diète, je propose différents paliers où je réintègre progressivement de nouveaux aliments. Les étapes sont plus ou moins longues, plus ou moins difficiles, selon les réactions et les demandes de mes patients. Il ne s'agit plus alors que de consultations de nutrition traditionnelles. Et pourtant, cette après-cure, ce suivi font évidemment partie de ma méthode.

J'ai voulu que chacun puisse y avoir accès en lisant ce livre. Car garder sa ligne est évidemment le plus important. La période de stabilisation pondérale est toujours la plus délicate, quel que soit le régime. Et moi, vous le savez, je n'aime pas voir mes patients revenir.

Alors, lisez ce livre, suivez mes conseils, utilisez les tableaux qu'on a prévus spécialement pour vous et puis rangez-le définitivement dans votre bibliothèque. Je voudrais que vous n'ayez plus jamais à l'ouvrir. Que ce soit un agréable souvenir. Une étape, le tournant vers une autre vie.

CHAPITRE I

Oubliez tout ce qu'on vous a dit

Les régimes hypocaloriques ne marchent jamais. C'est prouvé, c'est comme ça. Vous le savez déjà intuitivement mais je vais vous montrer pourquoi. D'ailleurs, si vous en êtes passé par là vous avez déjà remarqué que vous aviez toujours repris le poids perdu. Rien d'étonnant, c'est étudié pour. Les régimes hypocaloriques ne font jamais maigrir. Ils font même grossir !

Vous avez vraisemblablement testé différentes méthodes pour mincir. Notamment, le fameux régime hypocalorique. Et le problème, vous l'avez maintes fois constaté, c'est que dans ce type de régime, deux ou trois mois sont nécessaires pour arriver à perdre 5 kilos. Ça vous dit quelque chose ? Oui, c'est cela. Trois mois de sous-alimentation. Trois mois de souffrances et de tentations permanentes. Le martyre.

Trois mois, c'est suffisamment long, suffisamment dur pour craquer une bonne vingtaine de fois. Résultat : ça ne marche pas. Vous interrompez votre régime. Ou alors vous n'arrêtez pas de le faire. C'est la fameuse histoire du yoyo. On s'offre un petit break, on recommence, on se jure de ne plus céder, on s'y tient et puis on a une petite faim fatale. Et crac. À force d'y penser en permanence, de culpabiliser, de faire amende honorable et de replonger, votre vie commence à ressembler très sérieusement à un enfer. Consolez-vous, c'est fini.

D'ailleurs n'ayez aucun regret. Vous n'avez pas perdu votre temps. C'est en se trompant qu'on apprend. Par la souffrance, la connaissance. En vous empêtrant dans les sentes boueuses et sinueuses de ces allers (« je m'y tiens ») et de ces retours (« juste un petit extra »), vous avez définitivement compris que tout ça n'est pas efficace.

Rassurez-vous, vous n'êtes pas non plus la première ni le premier à avoir recours au régime hypocalorique. Au XVIIIe siècle déjà, Brillat-Savarin dans sa fameuse « Physiologie du goût » , conseillait dans ses trois préceptes, « la discrétion dans le manger ». Ça, c'est intéressant ! En voilà une nouvelle ! Pas besoin d'être grand clerc pour comprendre cette vérité : le meilleur régime consiste à moins manger. Vous voilà bien avancé. Facile à dire. Particulièrement éprouvant à appliquer. En fait, impossible à observer à long terme. Le régime hypocalorique est une catastrophe.

En France et aux États-Unis, de nombreux chercheurs ont démontré que le régime hypocalorique classique était une faillite totale. Il existe même des études suffisamment précises outre-Atlantique pour donner, au gramme près, le taux de faillite du régime hypocalorique. Vous savez que c'est la manie des Américains. Ils vous enregistrent tout sur fiche, analysent, reprennent, interprètent, concluent. Et rapportée à deux cent cinquante millions d'habitants, la moindre statistique commence à prendre un poids particulier.

Celle-là, je la tiens de confrères canadiens avec qui j'ai eu l'occasion de travailler sur ma méthode. Mais vous la trouverez dans plusieurs études. Elle a été recoupée, publiée, commentée partout. Enfin, partout sauf en France. Voilà les chiffres. Tenez-vous bien : le taux de réussite d'un régime hypocalorique est de 8%.

En clair, 92% des patients qui ont pratiqué un régime hypocalorique auraient mieux fait de s'en abstenir. Ils ont souffert, perdu du temps, de l'énergie, de l'argent pour rien. Neuf personnes sur dix se sont gâché la vie pour rien !

Laissez-moi vous expliquer pourquoi :

CINQ BONNES RAISONS DE NE PLUS JAMAIS SUIVRE UN RÉGIME HYPOCALORIQUE

1re bonne raison :

Le régime hypocalorique ne supprime pas la sensation de faim.

C'est désagréable, c'est intenable. Résultat : après quelques jours, vous abandonnez. Si vous êtes particulièrement motivé, vous tenez quelques semaines. Mais vous craquez. Et comme je vous comprends ! La faim est une maîtresse exigeante, tenace et rancunière. C'est elle qui commande. Pas vous. Qui voudrait résister à cet appel permanent et lancinant. Vous ? Moi non plus !

2e bonne raison :

Le régime hypocalorique dure trop longtemps.

En perdant 500 grammes par semaine (et quand je dis 500 grammes, c'est 500 grammes au mieux et au prix de quelles souffrances !) vous n'avez aucune visibilité de vos efforts. Imaginez un instant que vous ayez 15, 20, 25 kilos à perdre. Ce n'est pas forcément votre cas mais imaginez-le. Vous voyez d'ici le nombre de semaines ? Trente semaines ? Trente mois ? Trente ans ? N'essayez pas de faire le calcul. Je vais vous souffler la réponse. Vous n'allez pas tenir longtemps. Vous scrutez votre balance, l'aiguille qui ne bouge pas. Vous vous sapez le moral. C'est trop long. Vous ne voyez rien venir. Alors, me direz-vous, à quoi bon attendre ?

3e bonne raison :

Le régime hypocalorique encourage la tentation.

Vous avez toujours faim. Et vous n'avez pas le droit de manger. C'est le supplice de Tantale, la quadrature du cercle, le principe de Dilbert, les écuries d'Augias… tout ce que vous voulez, mais c'est idiot. Vous avez l'interdiction de manger ou alors si peu. Le programme très précis et très compliqué qu'on vous a remis vous autorise à vous nourrir au compte-gouttes. De toutes petites quantités que vous essayez de manger lentement en mâchant doucement, avec de grandes gorgées d'eau pour tromper votre organisme qui, lui, ne s'y trompe pas !

Résultat : vous grignotez. Vous souffrez assez comme ça. Vous vous octroyez une réparation, puis deux, puis trois. Les dérapages deviennent de plus en plus fréquents. Vous vous sentez coupable. Vous vous punissez. Sevrage total. Et puis vous craquez.

C'est le cycle infernal. Arrêtez tout de suite. Vous vous gâchez l'existence.

4e bonne raison :

Le régime hypocalorique est épuisant.

Épuisant pour vous et pour votre entourage. Autour de vous, on commence à se plaindre ! Vous êtes irascible et ça va bien comme ça. Alors si pour quelques kilos, il faut compromettre ce que vous avez de plus précieux : exaspérer vos amis, gâcher votre vie de famille, insulter votre employeur, molester le directeur du personnel, perdre votre emploi, vous retrouver à la rue… L'exaspération monte au fur et à mesure que la fatigue s'installe. Vous vous sentez tellement faible. Je ne vous parle même pas de ces ersatz chimiques qu'on vous fait parfois absorber pour tromper votre faim. Et si je voulais noircir le tableau, je vous dirais qu'en continuant un peu vous pourriez manifester assez vite des signes avant-coureurs de dépression. Vous avez bien fait d'arrêter. Non seulement, vous n'alliez pas maigrir mais les ennuis allaient s'annoncer. Ça n'allait pas mieux. Ça commençait à être pire.

5e bonne raison :

Le régime hypocalorique ne fait pas maigrir.

Une réussite ce régime ! Vous avez tout le temps faim, ça dure des siècles, vous devenez impossible avec votre entourage mais en plus, vous ne maigrissez pas. Tous les médecins devraient pouvoir vous le dire : les complications propres à ces différents modes d'alimentation sont toujours les mêmes. Elles sont nombreuses, dangereuses mais la pire, la plus pernicieuse car la plus trompeuse, c'est la fonte de votre masse musculaire. Vous manquez de protéines, donc vous perdez vos muscles. Évidemment, les muscles, c'était ce qui allait bien. Vous n'aviez jamais songé à les perdre. Selon que vous êtes une femme ou un homme, vous ne cherchiez pas, en entamant ce régime hypocalorique à perdre d'abord votre tour de poitrine ou votre largeur d'épaules. Madame, vous pensiez plutôt à cette culotte de cheval qui commence à vous poser de sérieux problèmes pour trouver des pantalons seyants. Monsieur, vous aviez remarqué que votre épouse ne vous parlait plus avec autant d'affection de vos poignées d'amour. Vous vouliez perdre de la mauvaise graisse, vous avez perdu vos bons muscles. Pour des raisons chimiques sur lesquelles je reviendrai en détail plus loin, le régime hypocalorique vous donne l'illusion de perdre de la graisse en vous faisant perdre du muscle. Conclusion : vous ne maigrissez pas. Et jamais où vous voulez. Alors pour peu que vous grignotiez un peu…

Il est donc peut-être temps de passer aux choses sérieuses et d'entrer un peu dans le détail de la méthode que je vous propose.

CHAPITRE 2

Vous vous imaginez avec cinq kilos de moins ?

*Cinq kilos ! Ou alors dix kilos,
vingt kilos... Perdez très exactement
le poids que vous avez en trop.
Ma méthode va vous permettre
de relever ce défi.
Sans douleur et sans délai.
Ça vous paraît trop beau ?
Prenez donc le temps d'entrer
dans les chapitres qui suivent.
Des milliers de patients
l'ont fait avant vous.*

Le nouveau parcours alimentaire que je vous propose est entièrement naturel. Pas d'adjonction de médicaments « accélérateurs », ni de coupe-faim. Juste des vitamines, des oligo-éléments et des sels minéraux, pour éviter les carences.

Surtout, cette méthode est modulable. Elle s'adapte à chaque personnalité et vous allez trouver dans ce livre le moyen de l'utiliser à bon escient, selon votre profil exact et le poids que vous avez l'intention de perdre.

Je ne crois pas au principe du régime universel. Chaque individu est différent et l'une des grandes sources d'échec en matière de diététique tient au stéréotype de l'alimentation, à la dépersonnalisation des prescriptions.

Mon régime propose une méthode, des règles et un cadre précis que j'adapte à chaque patient. En vous servant des tableaux figurant en annexe et en notant vos observations personnelles sur les mémos que vous retrouverez tout au long de cet ouvrage, vous allez vous-même construire le régime qui vous convient.

VOTRE RÉGIME SUR MESURE

Si vous ouvrez un dictionnaire, au mot « régime » vous trouvez trois sens différents et complémentaires. Ils résument à eux seuls ma méthode.
1) Un régime est une règle.
2) Un régime est une manière de vivre.
3) Un régime est une conduite.

Laissez-moi reprendre ces trois points avec vous. Et si vous en êtes d'accord, nous pourrons commencer à travailler ensemble à vous donner le poids que vous voulez.

1) Choisissez vos propres règles

Des règles, je vais vous en donner. Plus qu'il ne vous en faudra. Mais ces règles, il ne s'agit pas de les subir en victime passive, ni de ressentir l'accablement des contraintes. Vous verrez très vite que vous n'avez aucune raison de vous croire esclave de cette méthode. Vivez-la de façon dynamique, réjouissez-vous d'entreprendre cette nouvelle démarche. Et surtout, ne vous complaisez pas dans le souvenir de vos déboires.

Les régimes échouent parce qu'on s'y regarde en permanence, tel qu'on est, tel qu'on doit être, tel qu'on va être. On y vit dans une névrose permanente, un dédoublement de la personnalité qui dissipe et dilue les efforts dans un état d'instabilité permanent. Ce n'est pas le cas de ma méthode. Elle a été conçue pour vous faire aller de l'avant.

Laissez les déconvenues derrière vous. Oubliez ce que vous étiez. Vous êtes déjà autre.

2) Redécouvrez une nouvelle manière de vivre

Un régime, nous dit le dictionnaire, est aussi une manière de vivre. Nous y reviendrons constamment. Vous vous l'êtes dit en ouvrant ce livre, vous le savez déjà, il va falloir faire table rase du passé et envisager l'avenir sous des auspices entièrement positifs. Intégrer la notion de plaisir. Plaisir de vous nourrir, de redécouvrir ce que se nourrir veut dire. Plaisir de moins manger, aussi.

Sans plaisir, il ne peut y avoir de véritable progrès. Le principe de plaisir est constitutif d'une vie harmonieuse qui puise ses forces dans un corps amical avec lequel vous vous êtes réconcilié. Un corps fidèle à l'image que vous souhaitez. Un corps qui soit l'instrument de vos désirs. Oubliez ce tyran qui vous dictait une loi mauvaise et vous empêchait de profiter de votre liberté. Votre corps va changer, vous obéir, vous plaire. Vous allez vivre autrement. Vous y sentez-vous vraiment prêt ? Je vous propose de réaliser le petit test qui suit. Vous le trouverez peut-être naïf. Mais si vous le lisez entre les lignes, vous aurez la surprise d'y trouver par transparence la personne que vous êtes et celle que vous voudriez devenir.

Avez-vous vraiment besoin de suivre un régime ?

- *Vous avez déjà suivi un (ou plusieurs) régime.*
- *Vous adorez manger et d'ailleurs vous cuisinez plutôt bien.*
- *Vous percevez la minceur des autres comme dérangeante.*
- *Vous remplacez régulièrement votre déjeuner par un substitut de repas.*
- *Vous vous rattrapez le soir avec des cacahuètes salées.*
- *Vous évitez les miroirs qui vous renvoient l'image de votre silhouette.*
- *Vous n'achetez plus les vêtements qui vous plaisent.*
- *Il vous est déjà arrivé d'acheter des livres de régime qui vous ont déçu.*
- *Vous gardez un tee-shirt sur la plage.*
- *Un médecin vous a dit que, compte tenu de votre âge, de votre taille, de vos antécédents familiaux, de votre morphologie... il était tout à fait normal d'être un peu enveloppé et vous trouvez ça idiot.*

Si vous avez pensé « oui » à au moins deux de ces questions, votre poids vous préoccupe sérieusement. Reste à savoir si vous êtes préparé au grand saut que représente tout régime (même le mien). Pour en avoir la certitude, consignez dans le tableau ci-après les autres bonnes raisons que vous avez trouvées dans votre vie quotidienne.

Dans ce cadre, je vous suggère d'inscrire des situations où vous vous êtes senti mal dans votre peau, gêné par votre surcharge pondérale. Attention ! Ce que vous allez écrire doit rester un secret entre vous et vous. Lorsque je travaille avec mes patients, j'installe un dialogue qu'il n'est évidemment pas possible de rétablir ici. Apprenez à travailler sur votre volonté. Cet exercice vous permettra de mieux accepter le grand saut que nous préparons ensemble. Si vous trouvez cet exercice fastidieux, essayez de réaliser mentalement cette liste. Une ou deux situations suffisent. Mais il est nécessaire que vous les ayez identifiées.

Ma méthode vous convient-elle ?

3) En domestiquant votre corps vous allez conduire votre vie

Si je continue à m'attacher à cette triple définition relevée dans le dictionnaire *Le Robert*, je trouve enfin le mot « conduite » . Un régime, c'est une conduite. En ce sens aussi, la méthode que je vous propose est véritablement un régime. Je vous propose de devenir le gestionnaire et le maître de votre quotidien. Vous allez peu à peu vous débarrasser de tout ce que vous saviez et de tout ce qu'on vous avait dit en matière de régime. Vous allez aussi et surtout balayer ces mauvaises habitudes qui étaient devenues votre quotidien, cette alimentation nocive qui avait fini par vous contaminer jusqu'à en devenir maladivement normale. Je vous propose, à travers de nouvelles stratégies, de reconquérir une relation saine à la nourriture. Car comme vous, j'adore manger. Et je m'engage à vous faire redécouvrir que c'est là un des éléments fondateurs du bien-être et de l'amour de la vie. Mon ambition est qu'au troisième stade de ma méthode vous soyez capable de vous nourrir à satiété. Tout ce que vous aimez, autant que vous le voulez. Vous savez, comme ces femmes, ces hommes minces dont on se demande où passe leur invraisemblable coup de fourchette…

Lisez ce livre pas à pas, je suis là pour vous indiquer la marche à suivre, vous fortifier, vous encourager et vous maintenir sur la voie de la réussite dès l'instant que vous aurez entamé le parcours. Vous vous sentez prêt ? Vraiment prêt ? On y va. La nouvelle vie débute.

Une dernière chose, avant de commencer. Vous vous dites peut-être : Pourquoi lui ? Qui est ce Peltriaux ? Qui lui donne le droit de me parler comme un gourou ? Je me laisse peut-être emporter par ma ferveur à vous convaincre. Alors, parlons simple. Parlons de mon expérience de médecin.

Si j'ai la certitude de vous mener à bon port, c'est pour la simple raison que cette méthode, je l'ai moi-même étudiée longuement, mise en pratique, affinée au fil des années et de mes consultations. En la comparant à des résultats que certains de mes confrères ont déjà obtenus outre-Atlantique par une approche similaire, je me sens parfaitement autorisé à vous guider dans votre parcours du combattant.

Nombre de mes patients étaient passés par le pire. Ils avaient vécu à l'aveugle, tâtonné dans un labyrinthe, traversé de mauvaises passes. Tous avaient rechuté. Peut-être avez-vous traversé vous-même des aventures qui ressemblent à celles-ci. Peut-être vous êtes-vous relevé de vos échecs, de vos rechutes en pestant contre tel ou tel praticien et son régime miracle. Vous en vouliez à ces méthodes trompeuses, dérisoires qui, une fois encore, n'avaient pas été à la hauteur de vos légitimes espérances.

Alors, si vous le voulez bien, supposons que vous êtes un de mes patients. Pas la peine de me connaître, ni de venir me voir. En ouvrant ce livre, vous êtes entré dans mon cabinet. Vous êtes confortablement installé devant moi et je vous explique. Aujourd'hui nous avons tout notre temps. J'en manque toujours lors de mes consultations. Mais cette fois toute la journée est pour vous. Et même demain. Et la semaine prochaine. J'ai bloqué tous mes rendez-vous pour vous. Je vous accompagnerai tout au long de votre régime. Je suis là pour ça. C'est l'intérêt d'un livre.

La diversité des problèmes que j'ai rencontrés dans les expériences toutes différentes de mes patients m'a enseigné l'inéluctable singularité de chaque cas. Vous n'êtes pas votre voisine, ni votre père. Vous êtes vous. Et l'assistance que je m'engage à vous donner aujourd'hui, les réponses appropriées que vous attendez tiennent aussi et surtout à la personnalité unique que vous êtes. Si vous l'avez compris, accepté, partagé, je suis en droit de vous garantir le succès.

Quelle que soit votre surcharge pondérale, je m'engage à vous donner dans ce livre la solution qui vous permettra de suivre, étape par étape un nouveau parcours alimentaire. Je m'engage à vous redonner confiance, bonne conscience. Je m'engage à trouver avec vous dans les pages qui vont suivre l'enveloppe corporelle qui correspond à votre idéal.

Mais n'oubliez jamais !

Ce que vous étiez avant n'intéresse personne.
Même pas vous !

À partir de maintenant,
vous êtes autre. C'est tout.

Mes notes personnelles

(Ces pages vous sont réservées et vous les retrouverez à la fin de chaque chapitre.

Elles vous aideront au long de ce parcours, comme un sportif, à noter dès le départ vos objectifs. Vous les relirez au moindre coup de blues, vous vous les remettrez en mémoire si un doute survient. Vous serez ainsi en mesure d'établir votre propre bilan.

Cet idéal que vous vous êtes fixé, vous allez au fur et à mesure des étapes à franchir, de mieux en mieux le visualiser. Écrivez vos impressions, comme dans un journal intime, tirez fierté de votre démarche. Couchée sur le papier, votre détermination n'en prendra que plus d'importance. C'est le premier pas qui vous garantira le succès.)

Mes notes personnelles

CHAPITRE 3

Et maigrir de plaisir

Vous avez des kilos à perdre ? Mais combien ? Pour être parfaitement efficace, ma méthode suppose que vous identifiiez très clairement votre besoin. Les pages qui suivent vont vous y aider. Prenez le temps de les lire avec attention. Et vous allez comprendre pourquoi maigrir rime avec plaisir.

La prise de poids, les kilos en trop, l'obésité, tout cela est lié à un ensemble d'événements de votre vie. Peut-être même à votre hérédité. Un père un peu fort, une ossature trop lourde dont vous avez hérité. Qu'y pouvez-vous ? Rien. En partant de ce principe, on gagne du temps. On évite de se tourner sur son passé. Pas question de chercher ensemble à quel moment vous avez commencé à grossir, ni le jour où vous vous êtes rendu compte que vous aviez grossi. Avec ma méthode, on part d'aujourd'hui. Ici et maintenant. Et on se pose la vraie question : combien de temps va durer mon régime ? Voici des éléments de réponse, avant d'aller plus loin.

Ma méthode est simple. Elle passe par trois étapes dont nous allons établir ensemble la durée.

1) Le sevrage

Sevrage, jeûne, privations… Déjà je vous sens frémir. Mais cette première étape n'a rien d'épouvantable. C'est la plus éprouvante, certes, parce qu'elle marque aussi votre détermination. Mais elle est rendue indolore. Elle dure une quinzaine de jours pendant lesquels vous ne vous nourrissez que de légumes verts mais à volonté. Vous n'avez pas de sensation de faim grâce à un changement de votre métabolisme.

Sacré régime !

> « J'ai toujours eu des problèmes de poids. Dès mon plus jeune âge, j'ai essayé quantité de régimes frustrants. Et puis un jour, j'ai découvert la méthode Peltriaux. Elle a changé ma vie. Ce qui m'a le plus surpris, c'est cette période de jeûne qui m'a permis de perdre du poids rapidement, naturellement et sans être fatigué. Pour moi, c'est le plus important. Il était inconcevable, dans mon métier, de passer sur les écrans avec une mine de papier mâché, l'œil triste et le tonus en berne. Je crois même que je n'ai jamais été aussi en forme que pendant les deux semaines qu'a duré cette diète. »
>
> Jean-Pierre FOUCAULT, *journaliste.*

2) La réalimentation

Elle a lieu en deux phases. Après vous être purgé de vos mauvaises habitudes par votre jeûne, vous réapprenez doucement à vous nourrir correctement.

La durée de cette réalimentation est fonction de chaque cas particulier. Elle consiste en une réintégration par paliers successifs des protéines naturelles, qui permet un retour progressif à une alimentation normale.

3) La stabilisation

Après avoir réappris à vous alimenter, l'important est de surveiller avec beaucoup de soin les différents aliments que vous réintégrez.

C'est la période de stabilisation. Sa durée est variable. Elle vous permet de vous installer à jamais dans votre nouvelle apparence physique en vous ancrant dans votre révolution alimentaire.

Isabelle Adjani : protéines et marche à pied

> Et cette minceur, cette nouvelle vitalité, d'où vous viennent-elles ?
>
> « J'ai d'abord fait une cure de thalassothérapie à Port Crouesty. Rien de tel que la Bretagne pour vous remettre en forme. Depuis, je suis un régime riche en protéines à base de poisson, ou, si je n'ai pas le temps, je les prends en poudre. Ajoutez à cela les longues marches dans la campagne, où j'habite maintenant. »
>
> Isabelle ADJANI,
> *Paris-Match, 30 avril 1997.*

Ces trois périodes, nous allons les détailler petit à petit, tout au long de ce livre. Tout au long de notre parcours, je vous invite à vous reporter en permanence aux annexes qui vous donnent les éléments techniques dont vous avez besoin. Et n'oubliez pas non plus votre petit carnet de bord, vous allez y consigner vos résolutions, vos doutes, vos espoirs, toutes les réflexions spontanées qui vont vous venir à l'esprit. Il va vous accompagner dans la traversée que nous allons accomplir. Dans ce voyage que nous allons effectuer ensemble, il y aura des récifs, des obstacles mais nous les éviterons et nous arriverons au port. Je m'engage à vous faire débarquer entièrement rénové, animé d'une force énergétique surprenante et débarrassé de vos entraves.

La seule question qui vous intéresse vraiment dans ce carnet de bord est évidemment celle-ci : combien de kilos devez-vous perdre ?

Il est évidemment difficile de vous répondre ici. Pour faire la part entre le psychologique et la réalité, vous aurez sans doute besoin d'un médecin. Tout généraliste, aujourd'hui, est capable d'évaluer le nombre de kilos qu'il vous faut perdre. Et je ne saurais trop vous conseiller d'entreprendre ce régime en ayant d'abord pris les conseils d'un de mes confrères. C'est lui qui vous recommandera les sachets protéinés dont vous aurez besoin. C'est lui qui aura la charge de vous expliquer le comment et le pourquoi de cette technique.

Mon carnet de bord

Pourquoi j'ai décidé d'entreprendre ce régime :

____

____

____

Date à laquelle j'ai commencé :

____

Mon poids aujourd'hui :

____

Le nombre de kilos que je voudrais perdre :

____

Mes résolutions :

____

____

____

Mon carnet de bord (suite)

Comment j'ai entendu parler de la méthode Peltriaux :

Pourquoi j'ai été convaincu :

Calculez votre poids idéal

• *Vous ne pouvez pas évaluer votre excès de poids en gardant l'œil figé sur l'aiguille de votre balance. Votre taille joue évidemment un rôle décisif dans cet équilibre. Les médecins ont mis au point une équation apparemment compliquée mais en fait très simple. Ils l'ont baptisée « IMC ».*

• *L'IMC, c'est l'indice de masse corporelle. Il permet à votre praticien de calculer votre poids idéal à partir de votre taille selon le rapport suivant :*

$$IMC = \frac{Poids}{Taille \times Taille}$$

• *L'IMC idéal se situe entre 20 et 25 kilos/m². On considère qu'il y a surcharge pondérale, lorsque l'IMC est de 25 kg/m². On dit qu'un patient est obèse lorsque son IMC se situe au-delà de 30 kg/m².*

Plutôt que de vous poser la question du nombre de kilos exact que vous avez décidé de perdre, réfléchissez plutôt à une autre question à laquelle vous êtes l'unique personne qui puisse répondre : aimez-vous manger ?

J'imagine qu'aujourd'hui votre réponse est mitigée, chargée de doutes, d'envies, de retenues.

Oui, vous aimez manger. Et, en même temps, cela vous donne mauvaise conscience. Donc vous n'aimez pas manger.

Ensemble, nous allons essayer de vous délivrer de cette tentation schizophrène. Pour ma part, je voudrais surtout vous réconcilier avec le plaisir de vous bien nourrir.

Se nourrir n'est pas un acte anodin. Ce n'est pas remplir un récipient, ni assurer une subsistance. Se nourrir n'est pas une simple fonction. L'acte du repas a toujours été associé, dans quelque société que ce soit, à des rites et tabous qui structurent les rapports des hommes. Se nourrir est un plaisir. Des premières heures de votre existence jusqu'à aujourd'hui, il évoque des moments agréables, parfois même des instants d'extase. N'esquivez pas cette dimension primordiale. Ne boudez pas votre plaisir. Pour vous réconcilier avec cet acte essentiel, j'aimerais vous rappeler quelques règles élémentaires qui vont vous accompagner tout au long de notre parcours.

1) Prenez votre temps

N'engloutissez pas vos aliments debout dans un coin de cuisine ou en deux minutes au comptoir d'un café. Considérez ces moments de la journée comme des moments sacrés. Ne vous pressez jamais. La pause déjeuner n'est ni une punition, ni une privation. Elle doit devenir un privilège. Laissez-vous aller à la jouissance, au seul luxe du temps qu'on s'arroge. Votre plaisir n'en sera que plus grand.

2) Réapprenez à respirer

Avant de passer à table, prenez votre inspiration. Devant votre assiette, contemplez un moment les aliments. Humez-en le fumet. Emplissez-vous d'eux avant même de les avoir touchés. En un mot, intéressez-vous à ce que vous mangez et vous avalerez sans précipitation. Le conseil vaut particulièrement si vous déjeunez ou si vous dînez seul. On a toujours tendance à engloutir les plats quand on ne les partage pas. Comme si le repas devenait une formalité nécessaire, un acte solitaire, bâclé à la va-vite.

3) Faites-vous plaisir

Prêtez une attention hédoniste à chacun des aliments que vous absorbez. Trouvez un plaisir sans cesse renouvelé à déguster les aliments. Faites-vous une joie de passer à table. Ne vous nourrissez pas par réflexe, pour compenser l'ennui ou le stress. Mais parce que vous avez décidé de vous réjouir d'un bon moment. Ne vous enfermez jamais dans l'habitude du vite fait, mal fait. Apprenez à faire la différence entre aliments plaisir et aliments compensation. Un bon verre de vin, un délicieux dessert, autant de petits écarts que je vous apprendrai à gérer le moment venu.

La méthode que je vous propose demande que vous aimiez vous nourrir ou que vous le réappreniez. Elle n'interdit rien, elle n'exige rien. N'attendez pas de moi que je vous donne des listes d'aliments autorisés et d'aliments proscrits. Vous n'aurez ni à choisir, ni à compter, ni à calculer, ni même à réfléchir. Juste à vous laisser porter vers votre objectif : être bien.

J'ai perdu 21 kilos en 28 semaines

« Lorsque, sur les conseils de ma cousine, je suis allée voir le Dr Peltriaux, je pesais 92 kilos pour 1 m 68. Mon médecin traitant avait négligé un problème hormonal. Il me disait que ma prise de poids était liée à mes problèmes familiaux. J'ai pris un kilo par mois, comme ça. Pendant un an.

À la première consultation, quand le Dr Peltriaux m'a dit que je pouvais perdre 30 kilos si je voulais, j'ai eu de sérieux doutes. Mais quand je suis revenue, la semaine suivante, j'avais déjà perdu 5 kilos. Pour moi, c'était énorme. Sans m'en rendre compte, je venais de passer en dessous de la barre des 90 kilos. Quand j'ai atteint le cap des 10 kilos perdus, j'ai senti que j'étais sur la bonne voie.

Ce qui m'a aidée, c'est de faire le régime en même temps que ma cousine. On se soutenait l'une l'autre. Autour de nous, tout le monde nous promettait que nous allions reprendre les kilos que nous perdions. Qu'il suffirait d'un manque de vigilance. Alors, vous imaginez si on faisait attention. Au début, j'ai surtout eu la sensation de dégonfler comme un ballon. Puis progressivement, j'ai ressenti des transformations plus profondes. Parfois, j'avais l'impression que je fondais. Au bout de onze semaines, je suis tombée à 80 kilos. Et puis, je n'ai plus rien perdu pendant deux mois. Pas un gramme, rien. État stationnaire. C'est normal, paraît-il. Il faut attendre. Surtout pas se décourager.

Après, j'ai recommencé à fondre. C'était incroyable. Je constatais de jour en jour le changement de ma physionomie. Ma taille s'amincissait. Je découvrais des formes que j'avais oubliées. Un nouveau corps, une nouvelle taille de vêtements. Je suis passée du 48 au 44, puis, très vite, au 42, au 40.

En 28 semaines, j'ai perdu 21 kilos. Aujourd'hui, un an après, je me maintiens entre 64 et 65 kilos et mon objectif est, pour ainsi dire, atteint. »

Virginie de L., *étudiante, 26 ans.*

Mes notes personnelles

CHAPITRE 4

Pourquoi vous allez fondre comme neige au soleil

Le principe de mon régime consiste à vous faire vivre sur vos réserves de graisses en vous évitant la néoglycogenèse, c'est-à-dire la dégradation de protéines. Ce chapitre un peu technique va vous permettre de comprendre pourquoi. C'est ce que je commence toujours à expliquer à mes patients. On agit toujours mieux, en connaissance de cause.

Pour que vous maîtrisiez parfaitement l'utilité des trois phases de ma méthode et notamment la première d'entre elles, il me paraît utile, à ce stade du livre, de vous familiariser un peu avec le mécanisme de la fonte des graisses.

Ce petit point que je vais essayer de traiter le plus simplement possible, sans employer de termes compliqués, vous permettra de mieux vous expliquer les différentes sensations physiques et psychologiques que vous allez subir durant votre régime.

Comme vous le savez, ma démarche consiste à vous faire vivre sur vos réserves de graisses. Malheureusement, votre corps n'apprécie pas qu'on touche à ses petites réserves. Il les garde précieusement pour ne les utiliser que dans les situations extrêmes : famine, jeûne, etc. D'où la nécessité de ruser avec les réflexes de votre corps. Vous allez voir que c'est plus facile à dire qu'à faire.

Quand, par exemple, vous évitez de mettre du sucre dans votre café, c'est parce que vous imaginez qu'en diminuant la consommation de sucre, vous allez forcer votre corps à vivre sur ses réserves. C'est théoriquement vrai. En fait, ça ne se passe pas du tout comme vous l'imaginez.

Privé de sucre, votre corps s'affole. C'est son carburant, son essence à lui. Sans sucre, il ne peut plus avancer. Alors, que se passe-t-il ? Le corps s'arrête ? Pensez donc ! Le corps se met à fabriquer son sucre à sa façon, en le pillant dans les protéines. Et les protéines en particulier, ce sont vos muscles. Cette dégradation de protéines qui permet à votre corps d'assurer ses fonctions vitales a un nom bien compliqué : la néoglycogenèse. Ce qui veut dire que vos muscles fondent. Pour gagner du temps, votre corps est allé au plus simple, au plus rapide : la dégradation de vos protéines, plutôt que de ces réserves de graisses bien défendues.

Les médecins connaissent bien cette carence en protéines. C'est malheureusement celle qu'on croise chez le patient après des régimes trop draconiens ou mal équilibrés.

Quand je vous disais qu'il fallait ruser avec votre corps, c'est en le forçant à recourir à ses réserves de graisses plutôt qu'aux protéines. Ma méthode consiste donc, dans un premier temps, à remplacer les protéines que vient de consommer votre organisme par d'autres protéines exemptes de graisses et de sucres que vous pouvez trouver dans le commerce sous forme de sachets.

La quantité de protéines qui vous est nécessaire chaque jour a été scientifiquement établie à 1,2 g pour une femme et 1,4 g pour un homme. À partir de là, un médecin peut donc très facilement doser lesdits sachets. Et dans ces conditions précises, je peux me permettre de vous prescrire un régime sans sucre et sans gras, ce qui n'a plus rien à voir, vous en conviendrez, avec un régime hypocalorique classique.

La dégradation de la graisse entraîne la formation de ce qu'on appelle les corps cétoniques.

Les corps cétoniques sont au nombre de trois. Il s'agit de l'acétone, de l'acide acétylacétique et de l'acide hydroxybutyrique.

Cette formation de corps cétoniques, qu'on appelle aussi cétogenèse vous met dans un état que les scientifiques appellent l'acidocétose compensée. Oubliez ce mot compliqué, mais retenez les observations qu'en ont faites les mêmes scientifiques.

1) les corps cétoniques exercent une action dynamisante sur l'organisme

Résultat : vous vous sentez en pleine forme, tant sur le plan physique, que sur le plan intellectuel. J'ai même remarqué chez certains de mes patients un état euphorique particulier pendant la période de jeûne protéiné et la grande cétogenèse qu'il entraîne.

Ça pétille dans ma tête

« Bien sûr, on vit certains moments de lassitude, mais je m'efforce de varier mon alimentation, de préparer au mieux mon petit frichti, les légumes, les sachets… Je reste très obstinée, avec, en ligne de mire, la réussite définitive. Dès que je sens une petite faiblesse, je sors, je marche, je discute avec des amis, je me distrais par un coup de fil, et bien sûr, je travaille beaucoup. Le régime s'y prête. On se sent en pleine forme intellectuelle. »

Madame B, *42 ans,*
directrice du personnel.

Le régime des stars

« C'est une méthode géniale, la vraie solution aux kilos superflus. Chaque fois que l'occasion se présente je la conseille à mes amis. D'ailleurs, c'est un succès total dans le milieu que je fréquente : quand vous êtes acteur, chanteur, journaliste… et qu'il vous faut retrouver allure et silhouette harmonieuse en très peu de temps, la méthode du Dr Peltriaux est idéale. En plus, elle donne une mine resplendissante. Et ça, je suis bien placée pour le voir. »

Charlie, *coiffeuse des stars.*

2) les corps cétoniques exercent une action coupe-faim sur l'organisme

On s'explique moins ce deuxième effet de la cétogenèse. Dans l'état actuel des recherches, elle est attribuée à l'acide hydroxybutyrique qui jouerait un rôle de coupe-faim.

La méthode que je vous propose est fondée sur ces observations. Son application a fait l'objet d'une série de communications scientifiques et d'un protocole précis établis à la fin des années 70 par une équipe de chercheurs américains, notamment le Professeur Blackburn. L'idée de Blackburn était de démontrer que l'ingestion d'une quantité précise de protéines sans sucre permettait de remédier aux dangers d'un jeûne absolu. En en donnant la preuve, Blackburn venait de découvrir le régime amaigrissant idéal. Un régime qui permettait de réunir trois avantages habituellement inconciliables. À savoir :

1) UN CONTRÔLE TOTAL DE LA FAIM ;
2) UNE PERTE DE POIDS TRÈS RAPIDE ;
3) UNE PROTECTION COMPLÈTE DE LA MASSE MUSCULAIRE.

C'est à partir des recherches du Pr Blackburn que j'ai commencé à mettre au point ma méthode. Des observations qu'il avait faites, j'ai établi trois phases que je vous ai déjà brièvement décrites :

1) LA PHASE DE SEVRAGE ;
2) LA PHASE DE RÉALIMENTATION ;
3) LA PHASE DE STABILISATION.

Vous avez d'ores et déjà compris que la première d'entre elles est la plus importante. C'est d'elle que va dépendre le bon déroulement de votre régime. La phase de sevrage est la clé de votre réussite. Je vous propose d'en parler ensemble en détail.

CHAPITRE 5

Les premiers jours de votre régime

C'est le moment décisif, la fameuse phase de sevrage, le grand saut du jeûne protéiné. Vous êtes un peu inquiet ? C'est naturel. À l'aide de quelques explications simples, d'exemples choisis et de témoignages de patients, je vais tenter de vous rassurer et de vous donner l'idée la plus précise possible de ce qui vous attend.

J'ai eu l'occasion de vous le dire, mais je ne vous le répéterai jamais assez, vous vous devez d'aller voir un médecin avant de commencer ce régime. Seul un professionnel de la santé est à même d'apprécier le rythme avec lequel vous pouvez entreprendre votre régime. Lui seul peut vous conseiller dans l'achat des sachets de protéines.

Le médecin que vous aurez choisi va d'abord dresser un profil de votre personnalité. Cette série de questions lui permettra de connaître vos antécédents, d'apprécier votre réelle volonté de maigrir et de jauger vos motivations. Cet échange d'informations est couramment appelé « interrogatoire familial et personnel ». Il permet au praticien de connaître vos antécédents chirurgicaux et familiaux, votre style de vie (alcool, tabac, médicaments…), vos activités sportives, les régimes que vous avez déjà suivis, votre hygiène alimentaire, vos erreurs, vos aliments préférés…

« L'interrogatoire familial et personnel » permet essentiellement au médecin de répondre à deux questions :

1) Avez-vous vraiment besoin de maigrir ?

Ce n'est sans doute pas votre cas mais il existe une catégorie de patients qui ne s'aiment pas tels qu'ils sont. Quoi qu'ils puissent faire, quoi que puisse faire leur médecin, ils veulent être autres. On les appelle les dismorphophobes, ceux qui détestent leur apparence. Les chirurgiens esthétiques se méfient comme de la peste de ces malades imaginaires. Les diététiciens ont *a priori* les mêmes réticences.

2) Quel est votre degré de motivation ?

Entreprendre un régime, c'est comme arrêter de fumer. On arrête totalement et d'un seul coup. La seule différence, c'est qu'on peut se sevrer de tabac mais pas de nourriture. Bon an, mal an, il faudra toujours se nourrir. D'où l'intérêt de ma méthode qui vous permet à la fois d'interrompre votre alimentation traditionnelle, tout en conservant une alimentation rééquilibrée par l'apport protéinique. Mais le grand saut est symboliquement violent. Et le médecin doit donc s'assurer de votre détermination.

S'il est rompu à ce genre d'entretiens, le praticien que vous allez rencontrer se servira d'une multitude d'éléments complémentaires pour établir son diagnostic. L'état de votre peau, votre comportement, votre façon de vous vêtir et de vous tenir lui indiqueront des éléments déterminants de votre caractère.

Dans un second temps seulement, il va procéder à un examen clinique : prise de tension, examen de la silhouette, taille, pesée, aspect de l'ossature... ainsi qu'à un bilan biologique. Le cas échéant, il pourra vous demander un bilan sanguin complet. Mais ne vous découragez pas, la visite dure peu de temps. La délivrance est proche. Et cette longue énumération d'observations cliniques ne doit en aucun cas freiner votre élan.

Alors seulement peut commencer la première phase de votre régime, le sevrage.

Vous connaissez la définition du sevrage. Étymologiquement, sevrer signifie séparer. C'est le signe d'une rupture, brutale, entière et définitive. Il est nécessaire que vous intégriez bien cette idée d'une cassure. On n'arrête pas de boire ou de fumer en se raisonnant, ni en diminuant progressivement les doses (une seule bouteille de whisky demain, une demie après-demain, un verre à la fin de la semaine...). Préparez-vous à l'idée d'une rupture. Faites-vous violence. Le sevrage que je vous propose est indolore mais il est nécessaire que vous vous y prépariez psychologiquement. Vous renforcerez encore l'efficacité de sa mise en place.

La pratique du jeûne dans l'ensemble des religions (carême, ramadan, kippour) est liée à une catharsis, une purification du corps pour mieux préparer l'âme. Je ne vous propose certes pas une mise en condition de cet ordre mais il me paraît essentiel que vous vous prépariez en essayant de faire le vide en vous.

Dans votre enfance, on vous a inculqué des messages sur l'hygiène alimentaire. Ces idées anciennes, souterraines et ancrées au plus profond de votre identité, sont liées à votre propre rite social et familial. C'est votre acquis. Mais il a pu gravement perturber le fonctionnement de votre corps et il n'est pas impossible qu'il ait pu conduire à une surcharge pondérale.

Je vous ai dit, au début de cet ouvrage, qu'il était important, voire primordial de faire table rase de votre passé. Vous avez tenté de le faire, essayé d'oublier les mauvais jours d'une vie antérieure où les kilos vous obsédaient. Mais je suis conscient aussi qu'il est difficile de jeter aux orties ces idées qui ont fabriqué ce que nous sommes et qu'il n'est pas facile non plus de se défaire d'automatismes greffés dans notre chair par nos parents, notre famille et pour notre bien. Mais puisque vous avez décidé de maigrir, vous n'aurez pas ce problème avec ma méthode. Pas question, je vous l'ai dit, de vous regarder dans le rétroviseur. Nous tournons la page. Et pour cela, nous repartons à zéro. C'est l'objectif de ces deux semaines de sevrage. Tout oublier. Tout réapprendre. Et redécouvrir ensemble une nouvelle éthique alimentaire.

COMMENT VA SE DÉROULER VOTRE SEVRAGE ?

La durée exacte de ce premier stade dont vous savez désormais l'importance est fonction de votre motivation et du nombre de kilos que vous souhaitez perdre. Je prescris généralement un jeûne de deux semaines pleines. Mais il m'arrive de porter cette période de sevrage jusqu'à quatre semaines.

Comme vous le savez déjà, cette première phase va vous permettre de vous alimenter exclusivement avec des légumes et des sachets de protéines en poudre.

Une semaine, c'est vite passé

> « Je crois aussi qu'il faut tout simplement se prendre en main, d'autant que la période est de courte durée. L'important, c'est de ne pas se laisser influencer par son entourage, ne pas répondre aux curiosités, se montrer très ferme et ne pas chercher à se justifier ou à argumenter. »
>
> Jean-Pierre FOUCAULT, *journaliste.*

DES LÉGUMES, AUTANT QUE VOUS VOULEZ

Certains légumes vous sont proposés à volonté. Faites votre choix parmi :

les concombres
les radis
le fenouil
les champignons de Paris
les poivrons

les céleris
la salade verte
les épinards
les courgettes
les endives

Vous choisirez de préférence des légumes frais, achetés au marché ou chez votre maraîcher. Mangez-en autant que vous voulez. Pas besoin de vous restreindre. Vous ne risquez rien. Des platées entières, si le cœur vous en dit. C'est la règle que je vous propose. Aucune privation sur cette première catégorie. Vous prendrez soin de les déguster selon des recettes différentes. J'en ai sélectionné quelques-unes (pages 135 à 141). À vous de déterminer si vous voulez vous divertir, tromper l'ennui ou inspirer à cette diète une forme naturelle de variété. Vous êtes libre. Et c'est ça qui est bien.

Vous pouvez aussi déguster les légumes suivants, crus ou cuits. Mais attention, leur consommation est limitée à deux assiettes par jour :

les artichauts
les aubergines
les haricots verts
les poireaux
les asperges
les tomates
les navets
le soja
le chou
les brocolis
les cornichons

les blettes
les oignons
le salsifis

Limités à une consommation régulière ou à consommer à volonté, les légumes que je viens de vous énumérer présentent de nombreux avantages.

Les légumes verts évitent la constipation

Si vous avez eu l'occasion de suivre des régimes, vous savez que ce désagrément constitue une gêne permanente et quasiment obligée dans la plupart des cures d'amaigrissement. Grâce à leurs fibres, les légumes frais permettent de pallier ce genre de problèmes. À l'inverse, il est possible qu'exceptionnellement, cette première phase favorise par trop votre transit. En cas de diarrhée, voir le chapitre « Toutes les questions que me posent mes patients », page 115.

Les légumes verts maintiennent un bon fonctionnement de votre tube digestif

C'est essentiel. Pour vous préparer à une meilleure réintégration, à un réapprentissage de votre alimentation, il vous faut d'emblée vous préparer. Les légumes verts constituent une alimentation légère, agréable, vivifiante qui confère à votre système digestif un équilibre exceptionnel. Profitez de cette cure pour absorber à satiété ces aliments qui font défaut à notre alimentation moderne.

Les légumes verts sont riches en vitamines, en oligo-éléments et en potassium

Le stress et les tensions de la vie quotidienne nous inclinent parfois à nous nourrir rapidement, sans avoir recours à ces aliments essentiels que sont les légumes. C'est d'autant plus préjudiciable à notre équilibre que le stress consume ces vitamines et ces oligo-éléments qu'on trouve à l'état naturel dans un plat d'épinards ou une salade bien fraîche. Une raison supplémentaire de profiter de ces deux semaines pour vous en saturer.

Comment assaisonner vos légumes ?

Là encore, je n'ai aucunement l'intention de vous priver. Un peu de sauce, un peu de graisse vous sont malgré tout nécessaires pour votre équilibre. Je vous conseille donc d'assaisonner les légumes dont vous allez vous nourrir avec deux cuillères à soupe d'huile. Préférez une huile d'olive première pression à froid. Ou alors de l'huile de tournesol, de l'huile de pépins de raisins ou de l'Isio 4.

Vous pouvez aussi assaisonner vos légumes avec tous ces aromates que vous appréciez et qui vous permettront de relever votre régime en y ajoutant un peu de fantaisie. N'hésitez pas, tout vous est permis : fines herbes, poivre, sel, vinaigre, moutarde forte, piments, jus de citron…

J'ai continué d'aller au restaurant

« Bien sûr, pendant la période de sevrage, il vaut mieux éviter d'aller dîner en ville. Mais la difficulté sociale de ces quinze premiers jours de sevrage, je l'ai facilement détournée. Personnellement, je n'apprécie guère les mondanités. Je sors très peu d'une façon générale. Pendant ces deux semaines, je me suis organisée pour pouvoir me nourrir tranquillement de légumes. Lorsque je me trouvais au restaurant, je m'arrangeais discrètement avec le maître d'hôtel pour commander une assiette de crudités et un plat de légumes. Et ça allait tout seul. »

Sophie TATISCHEFF, *cinéaste.*

UN CONSEIL, BUVEZ BEAUCOUP

Pour faciliter votre transit, je vous propose de beaucoup boire. De l'eau, pétillante ou gazeuse, c'est selon votre humeur. Au moins 1,5 à 2 litres par jour. (Voir aussi page 179.) Si la gourmandise d'un soda vous taraude, vous pouvez boire du Coca Light ou du Schweppes Light à volonté.

N'hésitez pas non plus à consommer du thé, du café. Autant que vous en désirez. Mais buvez-le sans sucre ou alors en l'accommodant de sucrettes.

Voilà pour les légumes, me direz-vous. Mais les protéines, où sont-elles dans tout ça ? Nous y voilà. Elles sont constitutives de cette première phase, au même titre que les légumes. Mais elles valent à elles seules un chapitre. En attendant d'y passer, je vous suggère de noter pour votre propre usage quelques recettes personnelles de légumes frais.

Mes notes personnelles

Mes notes personnelles

CHAPITRE 6

Comment utiliser les sachets protéinés

Au même titre que les légumes verts, les sachets protéinés vont constituer la quasi-exclusivité de votre alimentation pendant toute la durée de la première semaine de diète. Puis au cours des semaines qui vont suivre, ils vous accompagneront. Vous devez apprendre à les maîtriser dès les premiers jours. Connaître leurs possibilités et toutes les manières de les exploiter. C'est l'objet de ce chapitre.

Je vous ai déjà amplement expliqué que le succès de ma méthode tient au complément en protéines que vous apportent les sachets. Durant cette première phase, ils jouent, vous le savez, un rôle plus que déterminant. Alors, il est désormais temps de vous montrer de quoi ils sont faits, pourquoi ils sont sans danger et en quoi ils vont vous aider.

CES SACHETS DE PROTÉINES SONT NATURELS

D'origine végétale et lactée, ces protéines contiennent les 8 acides aminés essentiels et non synthétisables (voir aussi page 203).

Vous les trouverez dans n'importe quelle pharmacie. Attention, il ne s'agit pas de coupe-faim, ni de substitut de repas mais, précisez-le bien, de protéines. Il existe déjà plusieurs laboratoires en France qui commercialisent ce type de produits naturels. À vous de choisir celui qui vous convient. Certains vous proposent des saveurs différentes.

Elles peuvent être salées ou sucrées. Et selon vos goûts, elles vous permettent de composer votre repas à votre guise.

CES SACHETS DE PROTÉINES NE SONT PAS DES SUBSTITUTS DE REPAS

Il ne s'agit pas d'un dosage hyperprotéiné mais d'une substitution, par des sachets, de vos protéines naturelles. Ces sachets sont des compléments alimentaires. Ils s'utilisent un peu comme des compléments de repas, leur ressemblent mais ce n'en sont pas.

CES SACHETS DE PROTÉINES SONT TRÈS PEU CALORIQUES

Quelle qu'en soit la marque, chacun des sachets apporte en moyenne 75 à 85 calories. Jamais moins de 15 grammes de protéines, jamais plus de 2 à 4 grammes de sucre. Ils vont vous rassasier rapidement et vous vous apercevrez que vous mangez moins. La quantité de grammes de protéines à ingérer va être définie par rapport à votre poids idéal de façon à ne pas provoquer de fonte musculaire.

Grâce au cumul légumes + protéines, vous allez suivre un régime à très basses calories sans vous en rendre compte. 500 à 800 calories par jour. Sans souffrance et en douceur.

Vous verrez que le dosage va évoluer. Sévère et exclusif pendant la première phase, il va s'amenuiser tout au long de votre régime jusqu'à ce que vous ayez recouvré une alimentation totalement normale. Il y aura des hauts, des bas et notamment un moment charnière que je vous aiderai à passer en douceur, en vous permettant de petits écarts ponctuels. Car l'alternance avec des phases rigoureuses vous permettra de relancer votre métabolisme. Mon rôle sera de jouer le passeur entre ces différents stades, de prendre en charge les phases de réintroduction alimentaire, de transition et de stabilisation.

ATTENTION, LE PROTOCOLE EST PRÉCIS

Votre médecin vous précisera en fonction de votre poids idéal et de plusieurs autres facteurs (morphologie, âge, etc.) le nombre de sachets qu'il vous sera nécessaire d'absorber chaque jour. Les sachets de protéines que vous trouverez dans le commerce vous donnent en général les moyens de calculer vous-même votre dosage mais rien ne vaut l'avis d'un médecin. Surtout pour votre première visite.

Sachez seulement que pour protéger la masse musculaire d'une femme, il est nécessaire de prévoir un apport quotidien de protéines de 1,2 gramme par kilo de poids idéal.

Pour un homme, l'apport quotidien doit être de 1,5 gramme par kilo.

Exemple : Vous êtes une femme. Vous pesez 70 kilos et votre poids idéal est de 51 kilos.

Il est nécessaire que vous absorbiez chaque jour une quantité de protéines égale à 1,2 g x 51. Soit 61,20 grammes.

COMMENT VOUS SERVIR DES SACHETS PROTÉINÉS

Lorsque vous aurez fait l'acquisition de vos premiers sachets, restera à les préparer. Vous allez y prendre un certain plaisir, et je crois que ce détail est d'importance. Je pense même qu'il est primordial. Vous allez découvrir qu'il existe plusieurs saveurs. Sucrées, salées, parfumées. Dans l'éventail des possibilités, amusez-vous à goûter ce que vous aimez.

La préparation se fait uniquement avec de l'eau. Prenez le temps de les cuisiner, d'ajouter des herbes, des aromates.

Suivant les marques, la composition d'un sachet de protéines est la suivante :

— Protides : 15 grammes environ ;
— Glucides : de 2 à 4 grammes ;
— Lipides : de 1 à 2 grammes ;
— Kilocalories : de 70 à 90 Kcal.

Tiré des protéines du lait et/ou du soja, ils sont, je vous l'ai dit, entièrement naturels.

UN CHOIX ILLIMITÉ DE GOÛTS ET DE SAVEURS POUR VARIER VOS MENUS

Là c'est vraiment vous qui décidez. Laissez-moi vous énumérer quelques-unes de ces saveurs pour le plaisir. Vous allez pouvoir vous mitonner tous les plats de la palette gastronomique.

- Des crèmes et des potages : légumes, asperges, champignons, poireaux, pois, tomates, poulet, poisson...

- Des bouillons au bœuf, poulet, oignons...
- Du gruau de flocons d'avoine parfumé à tout ce que vous pouvez imaginer (érable/cassonade ; pomme/cannelle ; pomme/noix...).
- Toutes les vinaigrettes (prêtes à consommer) pour vous préparer une « Caesar salade », pour parfumer une doucette aux fines herbes...
- Des puddings, des crèmes desserts, des entremets, des mousses (à la vanille, au chocolat, au caramel, au praliné, au café, à la fraise, à la pêche, à la noix de coco...).
- Et même des gâteaux (des biscuits, des génoises au chocolat, à la vanille...).
- Et bien sûr des boissons chaudes : cacao, cappuccino...
- Ainsi que des boissons froides aromatisées aux fruits : pamplemousse, raisin, orange, fruits de la passion... Et des yaourts à boire à tous les parfums (et même aux fruits des bois).

J'arrête là, car je sens que je vous fais saliver. L'idée des industriels qui ont commercialisé ces différents sachets de protéines, c'est de vous faire envie De vous aider en vous inclinant à préparer au maximum vos petits plats. Vous en connaissez des gens qui font un régime en se mitonnant des desserts gastronomiques ?

VOUS ALLEZ VOUS METTRE À CUISINER

C'est la première surprise de mes patientes et de mes patients, ils s'étonnent, me jurent qu'ils n'avaient jamais approché piano ni fourneau. Et les voilà qui s'improvisent maîtres queux, cuisinières hors pair, cordons-bleus des familles. Enfin pas tout à fait des familles. Là vous allez cuisiner pour vous. C'est même le principe de cette gastronomie du sachet. Un petit exutoire égoïste, histoire de se prouver qu'on s'aime bien, qu'on se nourrit bien. Une façon aussi de vous rappeler que le régime est un acte purement solitaire. Ne comptez pas sur l'aide d'autrui, de qui que ce soit, même de ceux qui vous aiment. C'est la solitude la plus totale, le grand combat pour soi. D'où l'importance de cultiver son petit jardin secret, ces moments privilégiés où vous allez préparer votre repas pour vous et pour vous seul. À la limite, si vous décidez de faire ce régime avec votre conjoint, je vous suggère d'élaborer vos plats chacun de votre côté. Cela fait partie de la prise en charge à laquelle je vous ai convoqué au début de ce livre.

En vous découvrant un talent nouveau pour les mélanges subtils et, qui sait, un don pour inventer des saveurs inattendues, vous allez surtout vous occuper de nourrir votre corps avec plaisir, avec amour. Et vous le savez déjà intuitivement, si vous l'aimez, votre corps vous le rendra au centuple. Il est votre meilleur compagnon de route dans ce petit voyage que nous venons de commencer ensemble. Apprenez à être égoïste. Vous verrez, on se sent mieux.

J'ai appris à ruser avec moi-même

> « Je crois qu'il faut ruser un peu pendant la période de jeûne. Moi, c'était en préparant les sachets. Je trouvais ces protéines plutôt savoureuses. Ils ont tous les parfums. Alors, je prenais le temps de les accommoder. Je choisissais le bon moment pour les consommer dans les meilleures conditions. Et tout ce petit cinéma, ça m'a fait complètement oublier que j'étais à la diète. »
>
> Jean-Pierre FOUCAULT, *journaliste.*

PENSEZ À VOUS PRÉPARER DES PETITS EN-CAS D'AVANCE

Une fringale est toujours possible. Surtout dans les premiers jours. L'envie est toujours impérieuse, subite, incontrôlable. Alors, pensez à vous préparer une crème chocolat ou un pudding antidérapages. Il sera toujours temps de les sortir en catastrophe du réfrigérateur, si vous vous sentez boulimique. Inventez aussi des astuces. Jouez avec votre régime, rédigez un mini-livre de recettes, à votre usage strictement personnel. Inspirez-vous, si vous le voulez de ces quelques conseils et astuces qui vous permettront, j'espère, d'éviter les premières erreurs, dans la préparation de vos petits plats.

QUELQUES TRUCS DES PROS DU SACHET PROTÉINÉ

Je vous donne quelques recettes en annexe, mais ne vous privez pas de retenir tout de suite ces quelques conseils. Ils m'ont été donnés par des patientes qui avaient elles-mêmes éprouvé ces recettes.

1) Apprenez à concocter des potages princiers

Pour préparer votre potage à partir du sachet, utilisez un mixeur. Il n'en sera que plus onctueux. Mes patientes gourmandes ont l'habitude d'y ajouter des herbes (cerfeuil, ciboulette, persil, estragon, basilic...). Un blanc d'œuf monté en neige très ferme et incorporé au potage le transformera en mousseline.

Si vous choisissez un potage aux asperges, ajoutez des têtes d'asperges fraîches (ou en boîte) pour lui donner une petite allure chic et festive.

Redécouvrez les saveurs de la cuisine de nos grand-mères, comme cette fameuse soupe aux pois dont une patiente m'a donné une recette originale :

Faire fondre doucement et sans corps gras quelques feuilles de laitue et 1 ou 2 feuilles de menthe ; dissoudre le contenu du sachet et servir le potage bouillant mélangé à la laitue et à la menthe braisée.

Quel que soit le potage de légumes que vous choisissez, ajoutez-y des herbes, des aromates, des morceaux de légumes cuits et une touche d'imagination pour le piment !

Si vous avez décidé de confectionner un consommé de poulet, suivez l'adage : le poulet aime l'estragon. Ou bien, variez : persil, ciboulette, cerfeuil... un peu d'aromates (curry, paprika, coriandre) et l'Orient arrive dans votre assiette !

Si vous choisissez la crème de tomates, pourquoi ne pas y ajouter un peu de fenouil, des morceaux d'artichauts ou encore des oignons. La tomate est très sociable. Elle se marie avec de nombreux légumes et toutes sortes d'herbes. N'hésitez pas à profiter de ses bonnes dispositions.

2) Prenez enfin de vrais petits déjeuners

Vous avez le droit de vous nourrir à volonté. Prenez le temps de faire un vrai repas au petit déjeuner. Les gruaux en sachets sont particulièrement nourrissants (trois saveurs proposées : cassonade/érable ; pomme/cannelle ; pomme/noix). Mais attention ! Diluez toujours avec de l'eau chaude. Sinon, guimauve, colle aux dents, durci, immangeable, catastrophe ! (Voir aussi page 154).

3) Vous allez devenir un pâtissier hors pair

Vous ressentez un petit creux ? Prenez une part de gâteau au chocolat ou à la vanille. La recette en est fort simple. Mélangez le sachet gâteau avec 60 ml d'eau, agitez et versez dans un récipient à soufflé. Placez au micro-ondes. La bonne idée consiste à imposer à vos dosages une variante gala : mélangez

2 sachets vanille et 2 sachets chocolat avec 240 ml d'eau, laissez cuire au micro-ondes cinq minutes. C'est délicieux et vous avez des réserves en cas de coup dur. À n'importe quel moment vous pouvez tromper une petite envie par une part de gâteau.

Les puddings sont sur-représentés dans les différentes marques de sachets protéinés. Vous avez le choix entre plusieurs parfums. Pour la vanille, par exemple, vous obtiendrez une crème anglaise ou une mousse, en mélangeant le contenu du sachet à 125 ml d'eau froide. Laissez reposer au freezer. Ou alors dégustez directement le véritable pudding au café en diluant votre sachet vanille dans du café liquide.

Une envie d'île flottante ? Et c'est toute votre enfance qui remonte doucement à la surface, une floraison de souvenirs qui s'étalent et prennent leur place comme ces fleurs japonaises en papier que vous laissiez grandir au fond d'un verre. L'île flottante, quand vous y pensiez, tout à l'heure, ça vous rappelait les jeudis après-midi mais ça avait aussi un arrière-goût de cauchemar. Ces œufs à la neige, vous les imaginiez surtout à la taille, massés en grappes, promesses de bourrelets, tentation impossible. Laissez-vous aller. Replongez-vous dans les plaisirs interdits. Deux blancs montés en neige, dans lesquels vous incorporez de l'aspartam en poudre. Faites-les pocher et disposez-les sur le pudding vanillé préparé avec 200 ml d'eau froide. Régalez-vous.

Et n'hésitez pas à m'envoyer vos recettes chez mon éditeur. Je les collecterai un jour et je vous promets que si l'une des vôtres est sélectionnée, vous aurez droit en avant-première à ce nouvel ouvrage. En attendant, découvrez-les en annexe. J'espère qu'elles vous donneront de premières bonnes idées.

EN COMPLÉMENT DE CE RÉGIME DE LÉGUMES ET DE PROTÉINES

Je vous suggère d'absorber pendant toute la durée de votre première phase un complément vitaminique et certains oligo-éléments essentiels. La posologie est évidemment adaptée à chaque patient mais il ne me paraît pas déraisonnable de vous prescrire d'emblée :

- au moins 1 gramme de calcium par jour, pour compenser le catabolisme osseux ;
- 5 à 8 grammes de sodium par jour, pour éviter l'hypotension ;
- un complexe de multivitamines pour compenser la carence en fruits (trop sucrés) de ce régime ;
- du potassium pour éviter les crampes musculaires.

ATTENTION ! NE VOUS ÉCARTEZ JAMAIS DE LA LISTE DES ALIMENTS QUI VOUS SONT AUTORISÉS

Si vous avez faim (ce qui arrivera au tout début du régime), n'hésitez pas à augmenter les quantités de légumes. Si vous en avez tout simplement assez (ce qui se produit souvent le quatrième jour), ayez le courage de tenir le choc. Je vous donne tous les moyens de varier vos menus en annexe.

Cette phase est importante, gratifiante. Ne la gâchez pas par une saute d'humeur.

À la fin de votre sevrage vous allez constater *de visu*, l'effet de vos efforts. Quatre à cinq kilos si vous êtes une femme. Jusqu'au double si vous êtes un homme.

Dans dix jours, quand vous vous regarderez dans votre glace, le résultat sera sensible, visible. Et votre moral va remonter à toute vitesse. La disparition de ces premiers kilos mal situés, gênants, complexants vous permet déjà d'entrevoir clairement ce que va devenir votre silhouette. Ce premier effort est une promesse.

Maigrir sur commande ? Le rêve !

« Mon problème n'était pas tellement une surcharge pondérale. Je n'avais que cinq kilos de trop. Mais je me sentais mal dans ma peau et j'ai donc été très motivé par cette technique que j'avais découverte par hasard, en rencontrant le Dr Peltriaux en vacances.

Pendant une semaine, j'ai suivi un régime basé uniquement sur la prise de sachets protéinés. Je variais au maximum les saveurs. Cela a suffi à me faire

perdre mes kilos de trop et cela m'a redonné un tonus formidable.
Depuis, je n'ai pas regrossi. Et si par hasard, je fais un écart (ce qui arrive souvent dans ma profession), je me remets à la diète quelques jours. Et c'est gagné ! »

Laurent CABROL, *journaliste.*

C'EST VOTRE PREMIER COUP DE HACHE AU MUR

L'expression est un peu forte, mais j'emploie ce terme sciemment. Jusqu'ici, vous étiez emmuré dans votre poids, prisonnier de vos souffrances. Et ce mur de graisse que vous avez édifié pendant des années, jusqu'à le rendre apparemment indestructible, vous êtes en train de le détruire. Nous le détruisons ensemble.

ATTENTION ! NE VOUS PESEZ JAMAIS PENDANT LA PREMIÈRE PHASE

À vous obnubiler sur l'aiguille de votre balance, vous risquez de diminuer l'effet d'entraînement psychologique que provoque la fonte de ces cinq premiers kilos. Cinq kilos, ce n'est rien sur une balance, c'est énorme devant un miroir. Aussi, ai-je l'habitude de conseiller à l'ensemble de mes patients d'éviter de se peser pendant toute cette première phase de diète.

Contentez-vous de porter les vêtements dans lesquels vous vous sentiez à l'étroit. Là vous allez réaliser la différence. Vous flottez dans ce pantalon que vous ne pouviez plus passer !

C'est une première victoire. Consignez-la dans votre journal de bord. Marquez-la d'une pierre blanche. Notez la date, l'heure. Vous avez déjà gagné.

VOUS AVEZ VRAIMENT MAIGRI EN MOINS DE DEUX SEMAINES

Et ce poids que vous avez perdu, ce sont des graisses à 80%. Pas de muscles, ni d'eau. Pour la première fois vous visualisez ce que c'est que de perdre du poids. La première phase s'arrête. Vous allez vous employer désormais à affiner votre silhouette, à conquérir de nouvelles étapes, à remplir ce contrat que nous avons passé ensemble. La partie est déjà gagnée. Mais elle ne fait que commencer.

Mes notes personnelles

Mes notes personnelles

CHAPITRE 7

Progressivement, vous réapprenez à vous nourrir

Ça y est la première phase est passée. Vous avez déjà gagné. En quinze jours d'efforts mesurés, votre corps a vraiment maigri. Vous avez vu les kilos que vous perdiez. Vous avez surtout appris à oublier toutes vos mauvaises habitudes alimentaires et vous n'avez plus faim ! Vous êtes neuf, la reconquête commence. Vous allez réapprendre, sans erreurs, petit à petit et en douceur. C'est la deuxième phase. Dans notre jargon de médecin, nous l'appelons la phase de réalimentation. Tout un programme.

Dites-vous que vous êtes un nouveau-né. Vous apprenez à vous nourrir. Votre goût est déjà formé mais, progressivement, vous l'affirmez, vous vous inventez un rythme, des plaisirs, des habitudes. Oubliez tout ce que vous saviez, tout ce que vous étiez. Le moment décisif commence avec la deuxième phase.

La phase zéro vous a psychologiquement préparé à cette catharsis. Après deux semaines de diète protéinée, vous pouvez vraiment mesurer les bénéfices de ma méthode :

1) Cette faim permanente qui vous tenaillait n'est plus qu'un mauvais souvenir

Vous n'avez plus besoin de grignoter, ni de petits creux entre les repas. Vous avez acquis un nouveau rythme, de nouvelles habitudes.

2) Vos envies de petits plats et de pâtisseries ont disparu

Souvenez-vous, autrefois (c'est déjà loin, c'était la semaine dernière) vous aviez des envies furieuses et curieuses. Une fois, c'était cette religieuse au chocolat, une autre un rôti de porc ruisselant de graisse, ou alors un croissant avec du beurre de cacahuètes... Vous vous les rappelez ces désirs incompressibles. Eh bien, oui. Ils ont disparu. Étiolés, oubliés. Plus rien, fini. Une vague rumeur loin derrière vous, même pas une réminiscence.

3) Votre estomac a rétréci

Aujourd'hui, vous découvrez que votre estomac est rétractile. Un peu comme une chaussette que vous auriez oubliée entre deux draps blancs, programme 90 degrés. Vous aviez bien remarqué que plus vous mangiez, plus vous aviez faim mais vous n'auriez jamais cru qu'on pouvait à ce point-là se passer de se nourrir. Ou si peu.

4) L'aiguille de la balance a baissé. Votre moral a remonté

La première phase est terminée, je lève mon interdiction. Courez vous peser. Je n'imagine pas un instant que vous ayez suivi mon conseil de ne pas vous peser pendant deux semaines mais faites comme si. Contemplez à l'envi ce nouveau poids qui s'affiche. Moins cinq, moins six, moins dix kilos ? Oui, c'est bien vous.

Vous êtes de bonne humeur, dans les meilleures dispositions pour commencer cette nouvelle phase. Progressivement et selon vos désirs, nous allons réintégrer tous les aliments, et, en premier lieu, les protéines maigres, sans peser, ni compter, simplement en vous donnant des notions de valeur nutritionnelle et calorique (voir aussi annexe V p. 163).

C'est le moment d'apprendre à mâcher. Un mécanisme qui devrait être automatique car c'est une des conditions initiales de la bonne absorption des aliments. Et, je l'ai maintes fois observé, mâcher, ce n'est pas évident.

Cette phase est adaptée à chacun d'entre vous, en fonction des manques ressentis et des impératifs quotidiens. D'ailleurs, rassurez-vous, il vous sera permis de faire un repas au restaurant ou de recevoir des amis. Je vous ai parlé de petites entorses à la règle et je n'ai pas oublié ma promesse.

Mais, j'ai remarqué aussi que dans 90% des cas, cette phase est pour vous plus difficile que la précédente. Pourquoi ? Parce qu'à présent des choix sont permis et la tentation grande de déborder. D'où votre déstabilisation. Il est important que vous le sachiez d'emblée.

L'apprentissage de l'autonomie est difficile. Tous mes patients, sevrés des habitudes néfastes, les ont remplacées par l'utilisation des sachets et se sont comme installés dans ce nouveau comportement qui s'est avéré favorable et intégralement positif : facile, efficace et satisfaisant.

La tendance, pour certains, serait de prolonger ce temps, somme toute agréable et sans risques. Après la phase de sevrage, il m'est souvent arrivé d'être confronté à des patients qui éprouvaient une sorte de peur de se réalimenter.

Cette réaction est liée à un réflexe simple : vous avez perdu la notion de remplissage, vous avez nettement moins faim, les tentations s'estompent. Alors, vous craignez d'arrêter de maigrir à la réintroduction de certains aliments.

C'est faux. Vous allez continuer à maigrir.

Les résultats vous sembleront moins spectaculaires au début. Mais pour peu que vous suiviez mes conseils, vous allez atteindre tranquillement le résultat qui vous convient.

Si pendant cette deuxième phase, il vous arrive de faire quelques écarts : repas d'affaires, vie familiale et son cortège d'obligations, etc., ne vous culpabilisez pas !

La solution est dans le dialogue. Avec le praticien, l'entourage affectif, les collègues de bureau (surtout les minces ou bien ceux qui ont expérimenté la méthode). Dans tous les cas, ne dramatisez pas la situation. Vous ne subirez aucun reproche et surtout, ces transgressions vont vous donner matière à réflexion sur la totalité de votre vie : privée, sociale.

Quelles sont vos véritables envies ? Où voulez-vous aller ? Qui voulez-vous voir ? Fallait-il vraiment passer cette soirée chez les Truc ? En vous accordant quelques écarts, vous allez progressivement apprendre à les gérer. Vous allez réorganiser votre vie, donner un nouveau sens à vos repas. C'est la raison pour laquelle je vous encourage à craquer de temps en temps. Pour mieux comprendre, savoir à l'avenir, accepter et, au final, goûter différemment l'instant.

J'y suis venue par hasard

> « J'ai essayé cette méthode pour des raisons professionnelles. Le Dr Peltriaux m'avait demandé de suivre certains de ses patients qui avaient des difficultés psychologiques liées à leur surcharge pondérale. Je voulais voir l'effet que cela faisait de se retrouver à jeun, tout d'un coup et puis, pour une fois, c'était l'occasion d'observer le rapport patient-médecin en me mettant dans la peau d'un patient. Ce qui m'a sidérée, c'est moins le climat de confiance qu'installait le Dr Peltriaux que la facilité avec laquelle j'ai perdu une poignée de kilos superflus. »
>
> Maude JULIEN, *psychothérapeute.*

Avant d'aller plus loin, il me paraît important de vous préciser ceci :

Pendant la deuxième phase, je vous recommande de prendre rendez-vous chez votre médecin. Demandez-lui un examen clinique. Ce qui permettra notamment de surveiller l'état de votre peau. L'amaigrissement ayant été très rapide et s'apprêtant à l'être encore, un relâchement cutané est possible. C'est aussi pour cette raison que nous allons reconquérir lentement le poids dont vous rêvez.

Parce qu'il est nécessaire d'installer un certain laps de temps pour que votre peau retrouve naturellement une bonne qualité élastique. L'absorption de protéines améliore la qualité de la peau, la nourrit mieux, mais il vous faudra apporter un soin supplémentaire en appliquant une crème hydratante ou en prenant certains compléments nutritionnels.

Pourquoi ne pas vous récompenser de vos premiers résultats en vous offrant le plaisir d'une cure de thalassothérapie avec massages tonifiants ? Pourquoi ne pas avoir recours à d'autres techniques. Mésothérapie, cellulolypolyse donnent des résultats intéressants. Ou si la peau est trop âgée ou manque d'élastine, pourquoi, si le patient le souhaite, ne pas avoir recours à la chirurgie (lipo-aspiration, lipectomie). Je suis partisan de laisser le patient parfaitement libre de ses désirs. Si l'envie lui prend d'expérimenter des aventures esthétiques nouvelles et porteuses d'une revivification de ses atouts, qu'il le fasse. C'est son choix. Et je l'y encourage.

Car tout ce qui peut développer chez le patient le désir d'améliorer son apparence physique renforce ses dispositions à prendre soin de son image et à devenir son propre guide.

LA DEUXIÈME PHASE SE CONSTRUIT ELLE-MÊME EN PLUSIEURS ÉTAPES

La réalimentation, on l'a dit, doit être progressive. Pour l'état de votre peau mais aussi pour la réussite de votre régime. Si nous procédons par paliers, c'est pour échapper à une remontée calorique trop rapide et mal équilibrée qui entraînerait une reprise de poids. Voici le rythme que je vous propose :

Première étape *(Durée moyenne : 15 jours)*

Une fois par jour, à l'un des deux principaux repas, vous pouvez choisir un des aliments ci-dessous. Vous en prendrez autant que vous voulez, à votre faim :

- viande blanche maigre (veau ou lapin) ;
- blanc de volaille ;
- poisson, crustacés, fruits de mer ;
- viande de bœuf maigre (c'est-à-dire toutes les viandes de bœuf, à l'exception de la côte de bœuf et de l'entrecôte) ;
- 2 œufs (quatre œufs par semaine, au maximum).

Votre alimentation, chaque jour, devra suivre le déroulement suivant :

LE MATIN :

- des laitages allégés ;
- 2 tranches de pain complet + beurre

ou

- des céréales + lait écrémé.

UNE FOIS PAR JOUR :

- 1 fruit, soit environ 150 g.

Vous vous limiterez à la liste exclusive des fruits suivants : oranges ; pamplemousses ; kiwis ; fraises ; framboises ; pastèques ; pommes.

- L'autre repas est encore à base de sachets de protéines. Il est aussi possible de consommer des sachets de protéines en cas de fringale.

Pendant cette première étape de deux semaines, l'amincissement vous paraîtra moins sensible. Il va réapparaître très visiblement à l'étape suivante.

J'ai perdu un pari mais gagné huit kilos

« Je voulais perdre quelques kilos avant mon mariage mais j'avais fait le pari avec ma future femme que je ne serais jamais capable de descendre en dessous de la barre fatidique des 80 kilos. Sur les conseils d'un ami, je suis allé voir le Dr Peltriaux et j'ai suivi scrupuleusement ses conseils. Ça n'a pas toujours été facile parce que j'étais partagé entre le désir de gagner mon pari et celui de respecter ce régime. Je suis passé de 87 kilos à 79 kilos. Beau, svelte et bronzé pour le oui fatidique.
Depuis, j'ai repris 1 ou 2 kilos mais je sais qu'avec ce régime je peux les perdre à tout moment. »

Yves RÉNIER, *comédien.*

Deuxième étape

Cette deuxième étape varie selon le poids que vous avez effectivement à perdre. Elle durera jusqu'à ce que vous ayez atteint votre objectif. Durant cette étape, la perte de poids est d'environ 4 à 6 kilos par mois.

À partir de cette phase et selon votre volonté, vous pouvez commencer à réintégrer des aliments variés qui vous étaient jusqu'ici interdits.

Il vous est toujours possible d'intervenir sur votre propre rythme, en réamorçant une phase plus sévère de quelques jours afin de relancer le métabolisme.

Tous les cas de figure sont envisageables selon le nombre de kilos que vous avez à perdre. C'est à vous d'établir le rythme et la durée que vous voulez installer. Le plus important reste finalement la façon dont vous allez gérer vos petits écarts.

COMMENT FAIRE DES ÉCARTS ET LES GOMMER ?

Je vous ai dit que le petit extra familial, professionnel ou gourmand que vous vous offrez fait partie de votre cheminement personnel. Reste à savoir en annuler les effets. C'est très simple. Après chaque écart, il vous suffit de revenir à la première phase. C'est-à-dire une journée complète de légumes et de sachets.

C'est là que votre journal de bord jouera son rôle d'agenda de votre bonne forme. Vous y noterez chaque écart et chaque retour à la phase un, ce qui vous permettra de visualiser ces phases de navigation périlleuse et de vous apercevoir que vous les avez exécutées de pied ferme et sans naufrage.

Ces ajustements vont durer le temps qu'il vous plaira. Jusqu'à ce que vous vous sentiez bien dans votre peau. Et quand vous en éprouverez le besoin, je vous proposerai de vous diriger dans la bonne humeur vers l'accomplissement de notre contrat et l'aboutissement de notre régime. La dernière phase, celle que j'appelle la stabilisation.

Mes notes personnelles

Mes notes personnelles

CHAPITRE 8

Vous êtes mince, apprenez à le rester

Ça y est, vous y voilà. La première phase vous a changé (– 5 kilos), la deuxième phase vous a permis d'atteindre votre poids idéal (– 7 kilos, le premier mois). Maintenant, vous êtes définitivement autre. Intervient alors cette troisième phase que j'appelle la stabilisation. Elle est, elle aussi, décisive. C'est grâce à elle que vous allez apprendre à être et à rester mince.

Désormais vous avez gagné. Vous avez droit à tout. Plus de sachets, ni de légumes mitonnés dans la vapeur des remords. À votre insu, vous avez acquis une nouvelle hygiène alimentaire.

Les bonnes habitudes — celles qui aiment votre corps et que votre corps aime — sont devenues pour vous des automatismes.

Pour peu que nous réussissions ensemble cette dernière étape, votre autre vie ne sera bientôt plus qu'un mauvais souvenir. Vous allez manger ce que vous voulez, autant que vous voulez. Peut-être même, comme certains de mes patients, vous allez vous nourrir plus qu'avant, avaler des platées entières, sans jamais prendre un gramme.

Pourquoi ?

Parce que vous êtes passé par cette phase zéro, qui constitue l'originalité exceptionnelle de cette méthode. Parce que vous vous êtes sevré.

Encore un effort !

« Le moment difficile, ce ne sont pas les quinze premiers jours, ni même le stade de la réalimentation. Le plus dur, c'est

> la stabilisation. On se sent si bien qu'on voudrait tout de suite reprendre une alimentation riche. »
>
> Charlie, *coiffeuse des stars.*

Si vous vous en souvenez, je vous ai parlé au début de ce livre du mot « régime » . Je vous ai dit qu'un régime, c'était aussi une règle. Or, de règle, je voudrais désormais que vous en reteniez quelques-unes. Elles sont simples, faciles à mémoriser. Elles vont conduire votre vie et vous ne les oublierez jamais.

Règle n° 1 : Soyez roi, prince et mendiant

Apprenez par cœur cette formule, inscrivez-la en lettres d'or sur vos tablettes :

Un petit déjeuner de ROI
Un déjeuner de PRINCE
Mais le dîner frugal d'un MENDIANT

En vous tenant à cette règle (sur l'importance du petit déjeuner allez page 154), vous ne reprendrez jamais de poids. Mais n'oubliez pas non plus cet autre axiome.

Règle n° 2 : Le poids stable n'existe pas

C'est un idéal que vous vous étiez ancré dans la tête au moment où vous aviez des problèmes. Maintenant que tout est réglé, observez comment se comportent les gens minces. Ils prennent quelques grammes en hiver, maigrissent au printemps. C'est naturel, l'homme est un animal comme les autres. Votre poids, comme celui de tous les êtres humains, comme le mien, comme celui des top models, va donc osciller régulièrement autour d'une valeur équilibre qui sera fonction des apports et dépenses caloriques.

À chacun de trouver cet équilibre, tout en sachant que ces oscillations doivent demeurer minimes. Mais n'imaginez pas que l'aiguille de votre balance va rester figée à vie sur le même chiffre. Vous allez maigrir un petit peu, grossir un petit peu. Question de climat, d'humeur, de nourriture. C'est facile à comprendre et aujourd'hui vous l'acceptez facilement. Je n'aurais évidemment pas pu vous l'expliquer quand vous avez ouvert ce livre.

Règle n° 3 : Ne changez plus de taille de vêtements

Vous vous êtes déjà reconstitué une garde-robe. Tenez-y-vous. Ne passez jamais à une taille supérieure. Cette nouvelle veste ou cette taille de col vont vous servir de repères, d'avertisseurs. Maintenez-vous à votre 38. N'en bougez plus et vous pourrez toujours contrôler sereinement les petites variations saisonnières dont je viens de vous parler.

L'essentiel, malgré quelques coups de canif au contrat, c'est ce bien-être vitalisant que vous ressentez aujourd'hui et qui provient de la dégradation des graisses. Le combat que vous avez mené contre elles signe vos capacités à affronter d'autres adversités et témoigne de votre force.

Pour moi, je vous l'ai dit, l'important, c'est que vous rangiez ce livre au fond de votre bibliothèque. Vous y reviendrez un jour, vous parcourrez vos notes personnelles et elles vous rappelleront le souvenir agréable de ces semaines où vous avez pris la décision de changer de vie.

C'est loin déjà. Une autre existence.

C'était du temps où votre corps vous gênait. À l'époque, vous portiez des vêtements sombres et amples.

Aujourd'hui l'idée vous fait sourire.

Mes notes personnelles

Mes notes personnelles

CHAPITRE 9

Toutes les questions que me posent mes patients

J'ai essayé, tout au long de ce livre, de vous présenter au mieux le parcours auquel je vous conviais. Mais il est possible que vous vous interrogiez encore sur tel ou tel point. Il m'a donc semblé utile de rassembler pour finir les principales questions que me posent mes patients. J'espère que les réponses vous satisferont.

La méthode Peltriaux est-elle efficace sur tous les patients ?

D'emblée je réponds oui. Toute personne qui cherche vraiment à perdre du poids trouvera dans la technique du jeûne protéiné, telle que je la pratique, une réponse adaptée à sa demande. Je ne connais pas de régime qui soit à la fois facile à faire, efficace et qui permette aussi de renouveler totalement ses habitudes alimentaires. Pour moi, cette technique est la mieux adaptée aujourd'hui et son succès en est visiblement la preuve. Avec un recul de plus de vingt ans et un échantillonnage de plus de 12 MILLIONS de personnes traitées dans le monde, je confirme l'efficacité exceptionnelle de cette méthode.

Quel est le pourcentage d'échecs ?

Il existe des échecs, bien sûr. La méthode que je propose suppose une adhésion totale du patient et une réelle motivation. Si le régime est vécu comme une astreinte, une punition, cette méthode va forcément fonctionner difficilement. Combien d'échecs ? Mon expérience personnelle confrontée à celle de mes confrères qui pratiquent un régime similaire m'a permis de quantifier les réussites apparemment totales (le patient disparaît, je n'en ai plus jamais de nouvelles), les réussites (le patient revient au bout d'un an ou deux) et les échecs. J'ai tout représenté sous la forme d'un petit tableau que je vous livre bien volontiers :

	à 6 mois	à 1 an	à 2 ans
Patients perdus de vue	15%	20%	25%
Réussite	70%	60%	50%
Échec	25%	30%	50%

La sensation de faim est-elle supprimée dès le début du régime ?

Elle s'estompe très vite. En 48 heures environ. Mais il faut compter ce temps nécessaire qui permet au phénomène de cétogenèse de s'installer et de libérer les corps cétoniques (réaction que j'explique au chapitre 4 de ce livre). En commençant ce régime, dites-vous que vous allez avoir une légère sensation de faim pendant deux jours mais que vous la calmerez facilement en vous préparant des sachets. Après, tout ira bien.

Votre régime est particulièrement actif. Il est même presque inquiétant, tant il est efficace. Avez-vous déjà observé des effets secondaires ?

Très ponctuellement, dans les premiers jours et chez certains patients, mon régime peut entraîner des diarrhées dues à la quantité de légumes absorbés. C'est désagréable et éventuellement dangereux (déshydratation, manque de potassium). Ce petit inconvénient disparaîtra immédiatement avec l'administration d'un antidiarrhéique vendu librement en pharmacie.

Exceptionnellement, il arrive aussi qu'une déficience en sodium puisse provoquer une baisse de tension. Afin de rétablir l'équilibre, il suffit, en accord avec son médecin, d'augmenter cet apport en sodium.

Je me dois aussi d'ajouter quelques effets secondaires occasionnels propres à n'importe quel régime amaigrissant. Comme, par exemple, des crampes ou des faiblesses musculaires (baisse de potassium et de calcium), de rares et passagères alopécies, des règles plus abondantes, etc.

Ce régime peut-il être dangereux ?

Oui. Il existe des contre-indications très nettes. Les voici :

Mon régime doit être proscrit pendant la grossesse. Pendant cette période, la femme doit observer une surveillance alimentaire stricte, doublée d'un apport supplémentaire de protéines, afin d'éviter une prise de poids excessive qui pourrait aboutir à la naissance d'un bébé trop gros et prédisposé à l'obésité ; après l'accouchement, il n'y a aucune urgence à suivre un régime protéiné, surtout si la patiente a décidé d'allaiter son enfant.

Mon régime sera également proscrit en cas de maladie aiguë (accidents cérébro-vasculaires, infarctus) pour lesquels il sera préférable de prévoir une attente d'observation de six mois ; après une intervention chirurgicale ; en cas d'insuffisance hépatique, rénale.

Je m'interdis également de proposer mon régime à des adolescents de moins de seize ans. Car durant sa période de croissance, l'enfant a un besoin accru en nutriments et qu'en l'attente d'un diagnostic précis, il est préférable de donner d'abord aux jeunes patients des conseils alimentaires.

Peut-on suivre ce régime en même temps qu'un autre traitement médical ?

Lors de votre visite chez le médecin, parlez-lui de cet autre traitement. En général, il sera maintenu. Votre médecin prendra uniquement la précaution de remplacer les médicaments contenant du sucre par des médicaments similaires contenant un édulcorant de synthèse.

Peut-on continuer à faire du sport pendant votre régime ?

Je le conseille mais sans excès. Choisissez, par exemple, des activités douces : jogging, marche… Évitez les sports violents car les efforts brutaux mobilisent le glucose et le manque de glucose pourrait éventuellement provoquer un petit malaise hypoglycémique (voir aussi page 209).

Est-il vrai que la première semaine du régime met vos patients dans un état euphorique ?

C'est vrai. Pendant les premiers temps, à l'inverse des autres régimes, on se sent en pleine forme et même dans un état réellement euphorique. J'explique pourquoi dans mon livre (chapitres 4 et 5). En fait, c'est une réaction naturelle de votre organisme. La formation d'acétone favorise cette euphorie. Et l'action désintoxicante du sevrage joue aussi un grand rôle dans cette sensation de libération. Vous vous sentez plus léger, dans tous les sens du terme.

On dit souvent que maigrir trop et trop vite perturbe l'équilibre psychique. En ce sens, votre régime n'est-il pas dangereux ?

Je dirais plutôt que c'est le contraire. La prise de poids est très souvent liée au stress, à l'état dépressif. Quand vous êtes stressé, vous vous nourrissez pour compenser, pour combler l'impression de vide que l'angoisse vous niche au creux du ventre. C'est doublement dangereux. Vous stockez plus dans ces moments-là. Et vous perdez toute conscience de ce que vous avalez. C'est le début de la spirale. Mon régime permet d'enrayer le processus en vous permettant d'évacuer ces mauvaises habitudes. En ce sens, il vous débarrasse de l'origine du mal, le stress.

Mais il est vrai aussi que les problèmes de poids peuvent fragiliser psychologiquement (je pense à certaines formes d'obésité, de boulimie ou d'anorexie). Dans ces conditions la décision d'entamer un régime quel qu'il soit, peut prendre une dimension particulière. Pour ce type de patients, tout devient forcément plus grave, décisif, définitif. Dans ces cas-là, bien sûr, l'assistance d'un thérapeute est parfois recommandée. Mais c'est, bien entendu, le patient, et lui seul qui peut se déterminer face à une telle décision engageante.

Pourquoi recommandez-vous de tenir un journal de bord de son régime ? N'est-ce pas un peu infantile ?

Je ne pense pas. Je le conseille toujours à mes patients et j'y encourage les lecteurs de mon livre. Cela peut être une aide efficace. Écrire ce qu'on fait, ce qu'on mange permet d'en prendre conscience. Les gens qui ont des problèmes de poids absorbent souvent la nourriture sans s'en rendre compte, dans un état second, comme sous hypnose. Écrire, détailler un menu, permet de conceptualiser ce qu'on fait. C'est à mon sens un des meilleurs moyens de prendre ses distances avec la nourriture.

Pourquoi, avec cette méthode, vos patients ne reprennent-ils plus leurs mauvaises habitudes ? Pourquoi, le régime fini, ne se jettent-ils pas sur la nourriture ?

C'est effectivement la véritable originalité de ce régime. Contrairement à ce qui se passe ailleurs, le patient ne se rue pas sur la nourriture dès que sa

123cure est finie. Je dirais même : au contraire. Et je vais vous expliquer pourquoi :

1) Le patient a réappris à se nourrir.

En désapprenant, en réapprenant, vous prenez de nouvelles habitudes. Elles sont ancrées en vous. Rien ni personne ne vous fera changer.

2) Le patient n'a pas souffert pendant son régime.

Comme vous n'avez pas gardé de mauvais souvenir, de frustration, vous ne cherchez pas à récupérer affectivement ce qui vous a manqué.

3) Le patient garde un bon souvenir de son régime.

Et ça c'est formidable. Quand vous regardez quelques semaines en arrière, tout vous est agréable : la phase zéro, qui ne vous a pas fait souffrir, les moments de réapprentissage, la petite cuisine que vous vous faisiez avec des protéines en sachet... Ce sont de bons souvenirs, la réminiscence d'une lente reconquête qui n'était désagréable en rien et qui vous a fait changer en douceur. Pourquoi voudriez-vous retourner en enfer quand vous avez appris le paradis dans un délicieux purgatoire ?

Cher Docteur Peltriaux...

« Quand on m'a parlé de vous pour la première fois, je dois vous avouer que je n'ai pas été convaincue. C'était la énième fois que je rencontrais un mé-

D'ailleurs, je vous l'ai dit, lors de notre premier rendez-vous. Je m'étais juré que ce serait mon dernier régime. Combien de médecins ai-je vus depuis vingt ans ! Je me souviens très bien, cela vous a fait sourire.
Vous m'avez alors expliqué votre méthode, schéma à l'appui, notamment le processus d'élimination des graisses. Votre gentillesse, votre attention, m'ont fait penser que, peut-être, j'étais enfin tombée sur le bon médecin. En sortant de votre cabinet, j'avais un moral gonflé à bloc. Je me sentais pleine de courage. J'étais déjà certaine que cette fois-ci, j'allais réussir. Et pourtant, j'avais du pain sur la planche ! Vous m'aviez annoncé 25 kilos à perdre !
Sans aucune difficulté (j'insiste sur ce point), j'ai perdu 2,6 kilos la première semaine. C'était encourageant. Après, cela a continué tout seul. 16 kilos en 16 semaines. Aujourd'hui, soit un an après le début du régime, j'ai déjà perdu 22 kilos. Et cela sans jamais avoir eu faim, sans jamais avoir été fatiguée ou déprimée, avec même quelques petits écarts (invitations, restaurants, fêtes familiales...). Grâce à vous, Docteur, j'ai appris à redécouvrir un corps que je n'acceptais plus.

Vous avez toujours été présent et à l'écoute, avec un mot gentil, un encouragement lorsqu'une baisse de moral survenait. Votre méthode du jeûne protéiné est très adaptée et maîtrisée, mais l'appui moral dont vous faites preuve, fait partie intégrante de cette réussite.
Je vous remercie de m'avoir permis d'être à nouveau moi. »

Marie-Christine L., *48 ans, avocate.*

Je me suis mise entre parenthèses

« J'ai suivi la méthode du Dr Peltriaux avec la plus grande sérénité. Je ne supportais plus les 10 à 15 kilos qui me gênaient. Je ne supportais plus les réflexions de mon entourage, du genre : à ton âge, après deux grossesses, c'est normal d'être un peu enveloppée !
Je refusais cette sorte de fatalité et par un ami qui lui-même avait été très satisfait de son régime, j'ai obtenu les coordonnées du cabinet et pris rendez-vous.
La prise de sachets ne m'a posé aucun problème. Je me suis mise entre parenthèses durant les quinze premiers jours,

sous un prétexte quelconque et plausible, afin d'éviter sorties et invitations. J'ai conçu ce régime comme une cure de jouvence, de bien-être et effectivement, j'étais en pleine forme. Avec plaisir, j'ai préparé chacun de mes repas en essayant de les agrémenter de quelques petites astuces pour donner du goût. J'ai varié au maximum les saveurs pour ne pas me lasser.

Si j'avais une envie ou un léger coup de cafard, je prenais mon vélo et j'oubliais très vite pour ne plus penser qu'au résultat de mes efforts.

Aujourd'hui, j'ai perdu mes kilos en trop, je n'ai pas souffert et même observé, sur les conseils du Dr Peltriaux, une pause durant l'été, sans reprendre un gramme.

Je suis tellement heureuse, que j'ai même emmené mon mari à la consultation, afin qu'il retrouve sa sveltesse d'antan ! Il a déjà perdu huit kilos ! »

Anne C., *42 ans, comédienne.*

Le jeûne, j'y ai pris goût !

« Moi, c'est un peu particulier. Je ne vis pas la méthode Peltriaux comme un régime. Les petits sachets de protéines agissent comme un coupe-faim naturel. Et cela m'aide beaucoup. Plusieurs fois par an, pour compenser des écarts qui se voient sur la balance, je reprends sans aucune difficulté la méthode Peltriaux. Au bout d'une semaine, j'ai non seulement maigri, mais mes analyses de sang, ma tension redeviennent normales. »

Jean-Pierre FOUCAULT, *journaliste.*

Tout le monde y trouve son compte !

« Je ne connais personne qui n'ait été satisfait de ce régime. Personne ! Et Dieu sait si je l'ai conseillé ! »

Charlie, *coiffeuse des stars.*

Adieu mes complexes !

« Pour moi, ce régime n'a pas été difficile, j'ai perdu 20 kilos en quatre mois et depuis plus d'un an, je n'ai pas repris un gramme. Bien sûr, j'ai acquis de nouvelles habitudes alimentaires, elles sont devenues instinctives, mais je me nourris normalement, sans me priver, mais toujours en contrôlant mon alimentation.
Les trois premiers jours ont été durs mais pas insupportables. Et mon désir de perdre ces kilos gênants était plus fort que tout. J'en avais assez de me sentir gênée en public, d'être complexée. Je voulais m'en sortir à tout prix. C'est ce qui m'a permis de réussir. Aujourd'hui je me sens très bien et je n'ai nullement l'intention de retrouver ce que j'ai perdu. Trop contente de m'être débarrassée de ma vie de grosse. »

Alix M., *53 ans, publicitaire.*

CHAPITRE 10

Et maintenant refermez ce livre à jamais

Votre régime est désormais totalement achevé. Vous avez changé pour toujours. Un dernier petit tour aux annexes pour vérifier les points techniques dont je vous ai parlé et vous allez fermer ce livre. Rangez-le soigneusement au fond de votre bibliothèque. Revenez-y plus tard, comme on feuillette un vieil album de photos. Vous ne vous y reconnaîtrez plus. Considérez donc ce chapitre comme une séance d'adieux. Une conclusion définitive.

Ça y est, vous avez utilisé tout ce que ce livre pouvait vous donner. Les recettes, la partie technique, tout ce qu'on a placé en annexes et que vous avez peut-être annoté d'observations personnelles. Nous voilà prêt au grand départ.

Avant de vous quitter, il m'a semblé important, en guise de conclusion, de vous soumettre ces quelques dernières observations.

On va vous dire du mal de cette méthode

Vous allez entendre le pire, que c'est dangereux, que ça ne marche pas, que les régimes miracles n'existent pas… Laissez dire. Je crois que ceux de mes confrères qui pratiquent ce régime, les résultats que j'ai obtenus, ceux que vous-même avez obtenus sont autant de preuves de l'efficacité de cette méthode.

Après tout, quelle importance ? Le résultat vous satisfait, c'est ce qui compte. N'essayez pas de tenir tête aux détracteurs. Souvenez-vous de votre solitude pendant tout le temps qu'a duré le régime. Rappelez-vous les bonnes âmes qui vous expliquaient que ça ne marcherait pas (sans parler des tentateurs qui semblaient prendre un malin plaisir à vous faire faillir). Ce sont les mêmes qui vous donnent aujourd'hui des conseils. Mais maintenant que vous êtes mince, quelle importance ?

On va vous dire que cette méthode existait déjà

Bien sûr, je vous l'ai dit. Nous sommes une poignée de médecins, notamment en Amérique du Nord, à avoir adapté le principe déjà ancien de la diète protéinée. Mais je l'ai adaptée, tout est là. Je ne me sers que très peu de jours de cette technique éprouvée (mais parfois dangereuse à long terme) qu'est la diète protéinée. En fait, je ne l'utilise que pour la phase zéro, celle que nous avons surnommée ensemble le sevrage. Elle me sert de starter. Et son efficacité tient, on l'a vu, aux deux phases qui la suivent.

On va vous dire que quelque chose en vous a changé

C'est inévitable. Vous êtes autre. Votre allure, votre comportement, votre démarche, votre façon de vous nourrir…tout en vous a changé. Je n'y suis pour rien. C'est grâce à vous. Pour ce qui me concerne, je suis simplement heureux que nous ayons pu faire ce parcours ensemble et je m'en réjouis. Nous savons désormais, vous et moi, pourquoi ce régime vous a réussi. Et je pourrais le résumer par cette simple phrase :

UNE BONNE MÉTHODE EST UNE MÉTHODE À LAQUELLE ON ADHÈRE ET QUI NE PRÉSENTE AUCUN DANGER.

Vous l'avez compris. Je vous en félicite.

Annexes

ANNEXE I

Quelques recettes simples

Sachet chocolat chaud :

Il se dissout facilement dans 200 ml d'eau chaude. L'utilisation du mixeur est toujours recommandée.

Sachet boisson froide :

- Le sachet sera mélangé avec 200 ml d'eau fraîche ou Perrier, ou Vichy ou eau gazeuse.
- Mélanger le sachet avec 100 ml d'eau, puis ajouter 1 verre de glace (glaçon ou glace pilés) : on obtient un granité. Placer la préparation au freezer 30 minutes, cela donnera un vrai sorbet.
- Mélanger 2 sachets dans un litre d'eau à boire dans la journée.

Sachet crème de poulet :

Le sachet peut être consommé dissous dans 200 ml d'eau chaude. On peut y ajouter de la poudre de curry.

Diluée dans très peu d'eau, la crème de poulet peut servir de sauce pour napper les légumes.

Sachet crème de légumes :

Le sachet peut être consommé dissous dans 200 ml d'eau chaude.

On peut y ajouter des morceaux de légumes autorisés, des herbes fraîches ou le verser dans une soupe préparée à partir des légumes autorisés.

Sachet crème d'asperges :

Le sachet peut être consommé dissous dans 200 ml d'eau chaude. Il est conseillé d'ajouter des pointes d'asperges, du cerfeuil ou du persil.

Sachet crème de tomates :

Le sachet peut être consommé dissous dans 200 ml d'eau chaude. En été vous pouvez mettre cette préparation au réfrigérateur avec une tomate et de la menthe fraîche.

Sachet boisson ou pudding (utiliser le mixeur) :
Au petit déjeuner, à 16h00 ou en dessert.

Pour le pudding : mélanger le contenu du sachet dans 125 ml d'eau froide.

Laisser reposer 15 minutes au congélateur : on obtient une mousse glacée délicieuse.

Avec du pudding vanillé vous obtiendrez des îles flottantes :

Monter des blancs d'œufs avec du sucre Candérel poudre, faire pocher ces blancs dans de l'eau frémissante, verser ensuite les blancs sur le pudding vanille reconstitué avec seulement 200 ml d'eau froide. On peut y ajouter des fraises.

Pour la boisson : fraîche, mélanger le contenu du sachet dans 240 ml d'eau froide.

- Mélanger le sachet avec 120 ml d'eau, ajouter ensuite un verre de glace, passer au mixeur et on obtient un milk-shake (le sachet contenant du lait de soja).

Sachet gâteau :

- 4 sachets (4 parts) + 200 ml d'eau + 1 blanc d'œuf monté en neige (facultatif).

Mélanger à la cuillère jusqu'à consistance homogène. Passer au micro-ondes à puissance maximum — une minute par sachet (utiliser un récipient assez haut pour éviter les débordements). Doit être dégusté dans les 24 heures (conserver dans un papier aluminium).

On peut verser un sachet de vanille sur le gâteau.

Pour obtenir des biscuits :

- 1 sachet + 40 ml d'eau, mélanger jusqu'à consistance homogène.

Avec une cuillère à café, former 4 biscuits sur une plaque antiadhésive. Introduire dans le micro-ondes — une minute/sachet.

À consommer seul ou à mélanger avec une crème pudding ou chocolat, café, thé.

Milk-shake vanille :

(1 sachet pudding vanille ; cannelle ; noix de muscade en poudre ; citron vert ; 5 glaçons.)
Mettre le pudding vanille dans un grand verre ou un shaker.
Ajouter une pincée de noix de muscade en poudre et une pincée de cannelle.
Mélanger cette poudre.
Diluer le tout dans 120 cl d'eau, en faisant toujours bien attention à ne pas faire de grumeaux.
Une fois obtenu un mélange homogène, ajouter un zeste de citron vert et 5 glaçons (si possible — glace pilée) et remuer le tout.

Gâteau marbré vanille/chocolat :

(1 sachet gâteau vanille ; 1 sachet gâteau chocolat.)
Verser le sachet de vanille dans un bol — ajouter l'eau froide afin d'obtenir un mélange onctueux pas trop épais.
Verser le sachet de chocolat dans un autre bol — procéder de la même façon.
Prendre un 3e bol et verser le chocolat et la vanille ensemble.
Ajouter une pincée de poudre de cannelle.
Mettre le tout dans un récipient un peu plus grand et passer 2 minutes au four à micro-ondes — puissance maximum.

Sortir du four.
On peut conserver ce gâteau dans du papier aluminium.

Gâteau vanille aux fraises :

(1 sachet de gâteau vanille ; 4 à 5 fraises.)
Délayer le gâteau vanille dans un peu d'eau.
Réchauffer 20 à 30 secondes au micro-ondes.
Sortir du four et ajouter les fraises coupées en petits morceaux.
À déguster tel quel. On peut aussi servir cette préparation avec un gâteau au chocolat.

Mousse aux fraises :

(1 sachet de crème aux fraises ; lait à 0% de matières grasses ; 4 à 5 fraises ; 5 glaçons ; 2 cuillères à soupe de Canderel en poudre.)
Diluer la poudre de crème aux fraises dans 120 cl (ou plus) dans le lait à 0%.
Ajouter les fraises coupées en petits morceaux.
Prendre 5 glaçons — les piler si possible.
Verser le tout dans un mixeur.
Quand on obtient un mélange bien homogène, le mettre au congélateur.
On aura ainsi une crème glacée.

Consommé de bœuf aux champignons :

(1 sachet de consommé au bœuf; champignons de Paris.)

Émincer les champignons de Paris et les faire cuire dans 120 cl d'eau salée pendant 10 minutes.
Verser l'eau de cuisson des champignons sur le consommé de bœuf — fouetter afin d'obtenir un mélange onctueux.
Ajouter les champignons cuits à ce mélange et parsemer de persil frais.
N.B. : *Cette recette peut se faire également avec le consommé de poulet.*

Crème de poulet à la diable :

(1 sachet de crème de poulet ; poudre de piment de Cayenne ; curry ; courgettes crues.)
Diluer le sachet de crème de poulet dans 120 cl d'eau chaude (ou plus).
Ajouter curry et piment (selon votre goût).
Râper une courgette crue. L'ajouter à cette préparation.
Boire bien chaud.

Crème de tomates :

(1 sachet de crème de tomates ; basilic frais ; moules ; 1 gousse d'ail.)
Mettre les moules fraîches dans une casserole avec une gousse d'ail. Les laisser s'ouvrir et cuire légèrement. Décortiquer les moules. Diluer le sachet de tomates dans 120/130 cl d'eau chaude.
Fouetter le tout — afin d'obtenir une crème homogène. Ajouter quelques feuilles de basilic frais.

Soupe de poireaux :

(1 sachet de crème de poireaux ; saumon.)
Faire cuire le saumon — poché 2 à 3 minutes — le couper en petits dés.
Préparer la crème de poireaux dans 120 à 150 c. d'eau. Mélanger bien le tout.
Incorporer le poisson.
Ajouter du persil frais ou du cerfeuil.

Cocktail de jus de fruits :

(1 sachet de boisson orange ; 1 sachet de fruits tropicaux ; 1 sachet de pamplemousse ; 1 citron vert.)
Diluer les 3 sachets de boisson dans 1 litre d'eau.
Bien remuer pour obtenir une boisson homogène.
Ajouter un 1/2 jus de citron vert.
(1 zeste de citron vert ; 1 zeste d'orange.)
Mettre au réfrigérateur.

Clafoutis aux pommes :

Prendre 2 sachets de gâteau vanille.
(1 œuf entier ; 1 c. à soupe de lait en poudre à 0% ; jus d'un 1/2 citron ; 1 pomme coupée en morceaux très fins ; cannelle.)
Mélanger le tout avec de l'eau jusqu'à obtenir une pâte lisse, homogène.
Mettre dans des ramequins — genre Tefal (qui n'accrochent pas).
Passer au four 12 minutes (170° — thermostat 7).
Puis au gril 2 minutes.

ANNEXE II

Bon, comme le bon pain !

Depuis des temps immémoriaux, le pain représente la nourriture symbole, la plus élémentaire et la plus respectée. Très tôt, les hommes ont compris que les céréales, et notamment le blé, étaient à la base de leur alimentation.
Les scientifiques expliquent de mieux en mieux les phénomènes mécaniques et biochimiques, liés au traitement du pain. Les connaissances accumulées depuis plus de deux siècles, permettent d'adapter les matières premières à la technique de panification et de développer des appareillages nouveaux.
On remarque aujourd'hui, que le pain a perdu de son importance avec l'évolution du niveau de vie. La consommation moyenne journalière des Français est un peu moins du 1/3 de ce qu'elle était il y a un siècle. Elle est actuellement de 170 g par jour et par personne, les hommes en mangeant deux fois plus que les femmes.
Chaque jour pourtant, même en quantité variable, nous mangeons donc du pain, et nous avons la

chance de vivre dans un pays où sa qualité nous est enviée de tous les autres. Alors, apprenons à connaître ce pain, ses qualités, sa composition.

DU BLÉ À LA FARINE

Le grain de blé comporte plusieurs parties : une écorce, le son et une partie centrale, l'amande qui est transformée en farine par broyage. L'amidon constitue 70 à 80% de la farine, les protéines 9 à 15% et les lipides 2%.
Il existe plusieurs procédés permettant la transformation du blé en farine :

- la minoterie classique ou le broyage par cylindre : elle répond à la recherche d'une farine très blanche. Ce procédé ne permet pas d'incorporer à la farine l'assise protéique riche en éléments minéraux, protéiques et vitaminiques, ainsi que les germes dont on connaît la richesse en éléments lipidiques et vitaminiques. Ces parties se retrouvent dans les sons qui constituent l'enveloppe du grain de blé et qui sont éliminés avec ce procédé.
- la mouture à la meule de pierre : ce procédé permet d'introduire dans la farine une partie du germe et de l'assise protéique. On obtient ainsi des farines très riches en éléments de protection.
- la mouture par abrasion : cette méthode permet une ouverture pratiquement complète de l'assise protéique.

Divers mélanges donnent différents types de farine et par conséquent une grande variété de pains : complets, bis, presque blancs ou de seigle noirs.

LA QUALITÉ BOULANGÈRE

Elle dépend largement de la qualité du blé ou de la farine. Les techniciens de la meunerie et de la boulangerie ont donc mis au point des méthodes leur permettant d'atteindre cette qualité boulangère. Pour savoir si un lot de grains est utilisable ou non en panification, un test a été retenu par la Communauté européenne. La réglementation est donc très stricte et il existe un certain nombre de types de farine bien déterminés.

PAINS TRADITIONNELS ET PAINS BIOLOGIQUES

Si la baguette représente encore 80% de la consommation nationale, chaque région conserve ses spécialités. On compte environ 80 variétés revêtant de nombreuses formes et de nombreuses saveurs puisqu'on peut y ajouter des noix, des raisins, du cumin, du pavot, etc.

Un débat de longue date est celui qui oppose les partisans du pain traditionnel à ceux du pain biologique. Faisons le point :

Les pains traditionnels

- *le pain blanc :* il est pauvre en vitamines, amino-acides et sels minéraux. Les opérations de première et deuxième transformation éliminent l'acide phytique dans des proportions importantes.
- *le pain complet :* choisissez un pain bis ou complet fabriqué à base de levain, et à partir de céréales provenant de cultures biologiques. La richesse du pain complet en minéraux et vitamines est environ quatre fois supérieure à celle du pain blanc, alors que la teneur en constituants majeurs, glucides, lipides, protides, ne change pas.
- *le pain au son :* une alimentation équilibrée comporte suffisamment de céréales complètes et de fibres alimentaires, pour que l'on n'ait pas besoin de recourir à l'addition de son dans le pain. Il présente l'inconvénient d'être irritant pour la muqueuse gastro-intestinale et, de plus, s'il n'est pas d'origine agrobiologique, il contient des résidus toxiques en plus ou moins faible quantité.

Les pains biologiques

Ce qui les caractérise, c'est leur composition faite à partir des blés provenant d'une agriculture biologique contrôlée, cultivés naturellement et conservés sans produits chimiques. En général, les farines sont fabriquées de façon artisanale, à la meule de pierre, conservant ainsi leur valeur nutritive et leur richesse en éléments de protection : vitamines, sels minéraux et oligo-éléments. La panification faite sur levain assure à la pâte une fermentation naturelle, elle préserve le goût et assure une plus longue conservation des pains.

MANGEZ DU PAIN !

Le pain est un aliment complet. Sa consommation a diminué et, pourtant, les spécialistes de la nutrition s'accordent tous à reconnaître l'importance des éléments minéraux et vitaminiques qu'il apporte à l'organisme.

Résumons-nous :

Le pain tient une place privilégiée dans l'équilibre alimentaire. Sa composition nutritionnelle en fait un aliment indispensable.
Il représente une source non négligeable de protéines : 7 g pour 100 g (pain blanc). Comme les protéines des autres aliments d'origine végétale, celles du pain ont un facteur limitant : un acide aminé indispensable, la lysine, y est faiblement représenté. C'est la raison pour laquelle le mélange de deux protéines ayant un facteur limitant différent aboutit à une bonne valeur biologique.

L'ASSOCIATION D'UN MORCEAU DE PAIN ET D'UN LAITAGE FOURNIT À L'ORGANISME DES PROTÉINES D'EXCELLENTE QUALITÉ

Le pain contient entre 50 et 55 g de *glucides* pour 100 g, sous forme essentiellement d'amidon, c'est-à-dire de sucres complexes assimilés lentement par le tractus digestif et entraînant une élévation progressive de la glycémie. Cette montée glycémique liée à la consommation du pain est limitée par l'ingestion au cours du même repas de fibres, de protéines et de lipides.

Sachez que le pain consommé au moment du repas reste un laps de temps dans l'estomac avant de franchir la région pylorique et n'a pas le même effet sur la glycémie que le pain consommé isolément.

La teneur en *lipides* est faible : 0,8 g pour 100 g de pain blanc. Actuellement, les recommandations nutritionnelles s'orientent vers une diminution de l'apport en matières grasses. On remarque qu'une augmentation durant les repas de la quantité de pain ingérée, aliment pauvre en graisses, est la meilleure façon de réguler la baisse des apports lipidiques.

Le pain contient une quantité de *fibres* très variable : de 0,3 g/100 g dans le pain blanc à 15 g/100 g dans le pain au son.

La *teneur en sels minéraux* est fortement dépendante du taux d'extraction de la farine.

Lorsque le taux d'extraction est élevé, la teneur en minéraux l'est également, de même que la teneur en fibres.
Il y a peu de différence entre les divers pains en ce qui concerne la quantité des sels minéraux réellement disponible pour l'organisme.
En ce qui concerne la *teneur en vitamines*, le principe est le même que pour les sels minéraux. Tout dépend du taux d'extraction de la farine.
L'apport en vitamines B et PP est appréciable.
Le pain ne contient ni vitamine C, ni vitamine D.

Pain et obésité

L'augmentation de fréquence de l'obésité dans les pays développés est due en partie aux apports excessifs en graisses. Pour compenser la réduction des matières grasses, il convient de rééquilibrer l'alimentation par un apport régulier de pain.
Pourquoi cette prescription ?

- les lipides contiennent deux fois plus de calories que les glucides ;
- une calorie lipidique est plus facilement stockée sous forme de tissu adipeux qu'une calorie glucidique.

Par sa teneur élevée en amidon et par son faible apport en graisses, le pain peut donc rééquilibrer l'alimentation et réduire la fréquence de l'obésité.

Pain et diabète

Dans le diabète non insulinodépendant, l'excès pondéral est fréquent et la base du traitement consiste à faire maigrir le patient. Ce que j'ai précisé à propos de l'obésité doit également s'appliquer au diabète gras.

Le pain, riche en glucides complexes, simple d'emploi et facilement disponible, permet de répartir aisément l'apport glucidique tout au long de la journée.

Afin de ralentir l'absorption des glucides, le pain sera consommé comme un aliment support (au cours du repas) plutôt que de façon isolée.

Pain et dyslipoprotéinémies

Le régime d'un patient hypercholestérolémique est normocalorique, hypolipidique et pauvre en acides gras saturés. Si le patient ne présente pas de surcharge pondérale, il convient de remplacer le manque calorique issu de la réduction des graisses par des glucides complexes.

Le pain est alors de bon conseil.

Dans le cas d'hypertriglycéridémie exogène, le régime doit être particulièrement pauvre en graisses mais ne comporte pas de restriction des glucides, donc du pain.

Dans celui d'hypertriglycéridémie endogène, le pain, comme les autres amidons, n'est pas interdit.

CE QUE VOUS APPORTENT PAIN, BISCOTTES ET FARINE

aliments	**KJ**	**Kcal**	**Pr.**	**Lip.**	**Gl.**	**Fib.**	**Ca.**	**Fer**	**Mg**	**Na***	**K****	**Cho**
par 100 g			g	g	g	g	mg	mg	mg	mg	mg	mg
biscottes	1626	389	9,9	4,3	75	–	42	1,5	16	263	160	0
pain	1065	255	7	0,8	55	2,7	20	0,95	30	500	132	0
farine	1475	353	9,5	1,2	75	3	16	1,1	20	3	126	0

* : Na = Sodium
** : K = Potassium

Composition en vitamines (pour 100 g d'aliments)

	Bêta-carotène	**Alpha-tocophérol**	**Vit. A**	**Vit. B1**	**Vit. B2**	**Vit. B6**	**Vit. B12**	**Vit. C**	**Niacine**	**Ac. pantothénique**	**Ac. folique**	**total**
aliments	**mg**	**mg**	**µg**	**mg**	**mg**	**mg**	**µg**	**mg**	**mg**	**mg**	**µg**	**µg**
pain	0	0,01	0	0,09	0,06	0,14	0	0	0,8	0,7	25	1
farine	0,18	0,31	0	0,08	0,07	0,15	0	0	0,5	0,2	18	2

ANNEXE III

Le point sur les fibres

Les bienfaits des fibres alimentaires sont désormais bien connus. Il convient toutefois de distinguer :

- les fibres solubles contenues dans certains fruits et légumes, de même que dans le son d'avoine. Elles ont un grand pouvoir de rétention d'eau.
- les fibres insolubles qui se trouvent essentiellement dans les produits céréaliers ; la source la plus riche étant le son de blé. Elles sont présentes essentiellement dans le pain complet et dans certaines céréales (type *All Bran*).

Leur intérêt dans le traitement de la constipation et des troubles fonctionnels intestinaux est évident. En outre, on sait qu'un régime riche en fibres aurait un effet protecteur en ce qui concerne la carcinogenèse intestinale.

En revanche, certaines études suggèrent qu'il existerait encore une forte corrélation entre alimentation riche en fibres et taux d'œstrogènes sériques, facteur de risque du cancer du sein.

Enfin, les fibres tiennent une place d'adjuvant efficace au cours d'un régime amaigrissant, en influençant le processus de rassasiement et en diminuant la densité calorique des aliments.

Le petit déjeuner

Bien que variant selon les us et coutumes, les nutritionnistes recommandent d'une façon générale que le petit déjeuner comprenne :

- un produit laitier pour son apport en protéines animales, en calcium, vitamines A, B_2 et D : lait, fromage, yaourt.
- des céréales, du pain ou des biscottes, pour leur apport en glucides complexes, en fibres alimentaires, en protéines végétales, en vitamines du groupe B et en minéraux.
- un fruit ou un jus de fruits frais, riche en vitamine C et en minéraux.
- une boisson chaude ou froide, afin de réhydrater l'organisme : eau, café, thé, lait.

Apports nutritionnels souhaitables :
450 à 500 calories pour la femme adulte ;
600 à 650 calories pour l'homme adulte ;
540 à 670 calories pour l'adolescent et le sportif ;
440 à 550 calories pour l'enfant.

CINQ BONNES RAISONS DE NE PAS NÉGLIGER LE PREMIER REPAS DE LA JOURNÉE

1) Briser le jeûne de la nuit et ainsi réduire les sensations de faim durant la matinée, les petites fringales et les grignotages.
2) Assurer un meilleur équilibre alimentaire : lorsque le petit déjeuner est supprimé ou négligé, la quantité de nutriments devant être absorbée à ce moment-là, n'est pas compensée durant la journée.
3) Être en forme toute la journée : un petit déjeuner équilibré et complet favorise l'attention et l'efficacité.
4) Maîtriser son poids : ne pas manger le matin par crainte de grossir est une erreur. On a constaté qu'un petit déjeuner solide supprime les envies, les pulsions alimentaires désordonnées et incontrôlées qui favorisent la prise de poids.
5) Privilégier les relations parents-enfants en faisant de ce moment « starter » de la journée, un repas convivial et chaleureux.
Vous le constaterez, tous ces aliments viendront en remplacement des sachets protéinés, tout le long de votre phase de réalimentation.

Le muesli :

Pourquoi c'est bon ?
Les céréales du muesli représentent une source appréciable de glucides complexes et ses fruits secs fournissent un complément minéral et vitaminique intéressant.

La quantité à prévoir ?
Entre 40 g et 60 g (soit 5 à 7 cuillerées à soupe). Apports nutritionnels moyens d'une portion de 50 g :

175 à 200 Kcalories ;
30 g de glucides ;
6 g de lipides ;
50 mg de magnésium.

À noter : sa composition varie selon chaque marque, de même que son analyse nutritionnelle. Mais il comprend toujours un mélange de céréales et de fruits secs (noix, raisins...) parfois de fruits déshydratés (pommes, etc.).

Spécial forme : Il existe des muesli sans sucre ajouté, des muesli « bio » , des muesli riches en fibres.

ALIMENTS SOURCES DE **FIBRES INSOLUBLES**[1]

Céréales type *All Bran*	**28**
Amandes	**13**
Pain de son de blé	**10**
Pain complet	**7**
Dattes sèches	**7**
Petits pois cuits	**6**
Pois chiches cuits	**5**
Pain blanc	**3**
Haricots verts cuits	**3**
Lentilles cuites	**3**
Ananas	**1**

1 : Pour 100 g.

ALIMENTS SOURCES DE **FIBRES SOLUBLES**[2]

Abricots secs	**18**
Son d'avoine	**16**
Pruneaux	**13**
Figues sèches	**12**
Haricots rouges cuits	**9**
Flocons d'avoine	**7**
Choux de Bruxelles cuits	**3**
Mangues, bananes	**3**
Carottes et épinards cuits	**3**
Oranges, poireaux, pêches, pommes	**2**
Pommes de terre vapeur, laitues, tomates	**1**

2 : Pour 100 g.

CE QUE VOUS APPORTE VOTRE PETIT DÉJEUNER

aliments	KJ	Kcal	Pr.	Lip.	Gl.	Fib.	Ca	Fer	Mg	Na	K	Cho.	AG sat.
par 100 g			g	g	g	g	mg	mg	mg	mg	mg	mg	AG inst.
corn flakes	1538	368	8,6	1,6	85,1	11	3	2	14	1160	139	0	
fruits secs	1208	289	2,5	0,2	76,5	7	62	0,3	35	27	782	0	
miel	1270	304	0,3	0	82,3		5	1,3	3	5	5	47	0
confiture	1136	272	0,6	0,1	69		20		10	12		0	
cacao en poudre non sucré	1316	315	18,5	21,7	11,5		130	12,5	520	950	1,9		0,61
muesli	1670	400		12	60			4,8	100				

Composition en vitamines (pour 100 g d'aliments)

aliments	Bêta-carotène	Alpha-tocophérol	Vit. A	Vit. B1	Vit. B2	Vit. B6	Vit. B12	Vit. C	Niacine	Ac pantothénique	Ac folique	Biotine	total
	mg	mg	µg	mg	mg	mg	µg	mg	mg	mg	µg	µg	
chocolat	0,04		5,3	0	0,07	0,08	0,02	0	0	0,4	0,6	10	3
confiture	0	0	0	0	0	0	0	0	9,3	0	0	0	0
muesli						0,54		1					

ANNEXE IV

Les légumes

CHOISIR SES LÉGUMES

L'apport sucré ne devant pas dépasser 30 grammes par jour, il est nécessaire de veiller à un apport correct en légumes peu sucrés.

Ces légumes présentent de nombreux avantages :
- maintenir le fonctionnement du tube digestif ;
- éviter la constipation par effet de fibre et remplir le côlon ;
- souvent ils sont riches en vitamines, potassium et en oligo-éléments.

Il y a deux catégories de légumes :

1) *Les légumes autorisés à volonté :*

concombre	céleri	radis
salade verte	fenouil	épinards
champignons de Paris	courgettes	endives

2) *Ceux autorisés modérément :*

artichauts	soja	aubergines
choux	brocolis	haricots verts
poireaux	cornichons	asperges
blettes	tomates (*1 par jour*)	
navets	poivrons	

Une quantité de *200/300 g par jour* est largement suffisante.
Tous ces légumes peuvent être consommés crus ou cuits.

LES CUISSONS

Très importante pour les légumes car il est essentiel que les vitamines, les oligo-éléments ne soient pas altérés.

Cuisson à la vapeur :

Il s'agit d'une cuisson à l'étouffée par saisissement. Pour cuire, l'aliment ne va emprunter que les vapeurs enrichies d'un bouillon aromatisé.
Prendre une cocotte en fonte, une casserole ou un couscoussier que l'on remplit au quart du volume d'eau ou de bouillon aromatisé. À l'intérieur de l'ustensile on pose une grille ou un panier qui va effleurer le liquide bouillant et laisser passer la vapeur jusqu'à l'aliment posé sur la grille et ainsi le cuire.

Cuisson à l'étouffée :

Cuisine en vase clos, qui provoque une sudation des graisses de l'aliment tout en lui conservant ses substances nutritives essentielles.

Cuisson en papillote :

C'est une forme de cuisson à l'étouffée par échange, en vase clos, où les aliments accompagnent leur propre jus ou absorbent les aromates mis dans la papillote (aubergine, champignon, pomme de terre). Dans un papier sulfurisé ou aluminium on enferme l'aliment à cuire en pinçant bien le papier pour qu'il n'y ait pas de déperdition de vapeur. Cuisine dépouillée et très parfumée, sans aucun apport de matière grasse.

N'HÉSITEZ PAS À LES ACCOMMODER

On peut ajouter du sel, du poivre, de la moutarde, un jus de citron, toutes les herbes du potager, des aromates et des cornichons.
Sans oublier un peu d'huile d'olive ou huile de pépins de raisin.

Petite astuce pour faire cuire « verts » les haricots verts

- Faire bouillir l'eau dans un récipient en métal inoxydable (éviter les métaux qui altèrent l'eau), la saler à raison de 20 g de gros sel au litre.
- À forte ébullition, y jeter les haricots verts qui doivent cuire à gros bouillons et sans couvercle afin de libérer les acides volatils. Les légumes se mangent « al dente » un peu croquants. Faire cuire 4 mm. Les sortir du récipient avec une écumoire et les plonger dans l'eau glacée 10 secondes (enlève l'excédent de sel).
- Cette cuisson est rapide : elle fixe la couleur et garde toutes les vitamines du haricot vert.

ANNEXE V

Composition des aliments

NOUS SOMMES CE QUE NOUS MANGEONS !

Un aliment se compose d'un ensemble plus ou moins complexe de nutriments pouvant être digérés et assimilés, et servant à la nutrition.

Un *nutriment* est un produit simple, bien défini chimiquement, utilisable par l'organisme et qui n'existe pas dans la nature à l'état pur.

Ces éléments simples et directement assimilables sont :

- les acides aminés, base des protéines : huit sont indispensables (isoleucine, lysine, méthionine, tryptophane, valine, thréonine...) ;
- les acides gras, base des lipides : trois sont indispensables (acide linoléique, acide linolénique, acide arachidonique) ;
- les sucres lents et rapides ;
- les vitamines : B, C, A, E et partiellement K ;
- les minéraux : qu'ils soient présents en macroéléments comme le calcium, le magnésium, le phos-

phore, le sodium, le potassium, le chlore et le soufre ; ou en quantité infime — les oligo-éléments — comme le fer, le cuivre, l'iode, le manganèse, le chrome, le fluor, le zinc, le cobalt, le molybdène, le sélénium, le silicium ou le nickel ; ils sont également indispensables.

D'autres nutriments, secondaires, peuvent être synthétisés par l'organisme.

Certains nutriments sont essentiels car l'organisme ne peut pas les élaborer, et leur déficience entraînerait des carences lourdes de conséquences.

L'ÉNERGIE nous est fournie par trois sortes de substances alimentaires que sont donc les lipides (graisses), les glucides (hydrates de carbone : sucres et amidons) et les protéines.

Sachez que :
1 g de lipides = 9 calories
1 g de glucides = 4 calories
1 g de protéines = 4 calories

L'énergie se mesure en CALORIES.
Aujourd'hui, l'énergie s'exprime aussi en joules.
Une calorie = 4,184 joules.
Chacun devrait connaître sa ration calorique journalière, celle qui permettrait d'équilibrer le poids, de se livrer à ses activités habituelles, sans contrecoup.

LES PROTÉINES

Les protéines, du grec « protos », en premier, constituent le nutriment essentiel. Elles sont nécessaires à la croissance, à l'entretien des tissus, à la reproduction, à la cicatrisation des lésions. Il faut en consommer chaque jour, car elles ne sont pas mises en réserve, alors que l'organisme stocke des graisses et des sucres.

Elles sont fabriquées à partir de matières premières de la plus haute qualité ; leur composition répond exactement aux données scientifiques établies pour la première phase de sevrage à base de sachets protéinés, que je vous propose dans un premier temps, ainsi qu'aux diverses réglementations en vigueur.

Elles sont issues du soja et du lait, mais peuvent être aussi d'origine animale.

Elles sont issues du soja et du lait.

Les deux sources principales de protéines sont d'origine lactée et végétale, et sont obtenues par des moyens simples et naturels. Le *lait*, grâce à l'ultrafiltration, débarrassé de son gras et de son sucre, devient une protéine plus digeste et donc beaucoup plus rapidement assimilable.

Les protéines végétales sont tirées de la *pousse de soja*, qui une fois soumise à un traitement spécial, donne naissance à une protéine plus digestible.

Les protéines animales sont obtenues par hydrolyse du collagène, suivie d'une extraction des composés organopeptiques, pour devenir une protéine biodisponible.

Les protéines ne sont pas un substitut de repas et doivent être complétées par l'absorption de légumes en première phase du régime et de viandes blanches, poissons et légumes dans la phase de transition.

Les protéines, pour être efficaces et sûres, doivent être de haute valeur biologique et contenir 21 acides aminés, dont 8, je l'ai précisé, sont essentiels à l'organisme.
Les protéines doivent se trouver dans l'alimentation impérativement au complet, pour assurer un bon fonctionnement de l'organisme (protéines fonctionnelles), tout en maintenant la masse noble (protéines de structure).
Les protéines utilisées dans le régime que je vous propose, sont pré-assimilables afin d'être d'une grande digestibilité, exemptes de gras et de sucre.

LES GLUCIDES

Les glucides ou hydrates de carbone sont des éléments essentiellement énergétiques. Ils comprennent :

- des *sucres solubles* formés d'une seule molécule comme pour les fruits, le miel... (le glucose), ou de deux molécules dans le cas du sucre de betterave, de canne... (le saccharose). Leur combustion est immédiate et ils passent très rapidement dans le sang ;
- des *amidons* : céréales ou féculents formés de milliers de molécules qui constituent dans leur ensemble le glycogène. Leur assimilation est lente. On les retrouve dans les pâtes, les légumes secs, le pain, la châtaigne, etc.

Les glucides sont indispensables à l'effort musculaire, utiles au bon fonctionnement du foie ; les cellules cérébrales en consomment 80 à 160 g par jour. Un excès de consommation de glucides provoque un stockage sous forme de lipides mis en réserve dans les tissus adipeux.

LES LIPIDES

De composition plutôt simple, les lipides sont composés à 99% de triglycérides. Ils sont insolubles dans l'eau. Ce sont des combustibles.
Leur rôle consiste à fournir de l'énergie en vue d'un effort musculaire, à lutter contre les basses températures, à être stockés dans les tissus adipeux, à synthétiser les hormones.
Par ailleurs, ils apportent des acides gras essentiels et jouent un rôle d'équilibre important ; ils apportent

également les vitamines A, D, E et F, solubles dans l'huile.

Lors de la digestion, les acides gras sont émulsifiés sous l'action des sels biliaires, absorbés, dissociés en particules par les enzymes ; puis, l'organisme fabrique ses propres graisses, de même qu'il en fabrique à partir des glucides absorbés en excès, pour constituer des graisses de réserve.

Un équilibre est nécessaire entre les acides gras saturés et les insaturés, pour obtenir un taux correct de graisses et de cholestérol dans le sang.

Les besoins quotidiens en lipides se situent dans une fourchette de 70 à 100 g, selon le poids de l'individu. Trop de lipides fatigue le foie et favorise l'obésité, l'artériosclérose, les thromboses... et augmente le taux de cholestérol. Une insuffisance en lipides aura pour conséquence la sécheresse de la peau et la frilosité.

Attention aux graisses cachées, celles qui sont intégrées aux aliments et qui ne se voient pas. Elles sont proches de la moitié de la ration quotidienne en lipides.

Un sachet contient

- ***Protides : 15 g***
- ***Glucides : 4 g***
- ***Lipides : 1 g***
- ***Kcal : 65 à 95***

Les compléments non inclus dans les sachets protéinés permettent au médecin d'adapter les sucres aux besoins spécifiques de leurs patients.

LES OLIGO-ÉLÉMENTS

Les oligo-éléments sont essentiels.
Ce sont des catalyseurs qui permettent des réactions physico-chimiques et enzymatiques indispensables au fonctionnement de l'organisme.
Tout déficit en quantité ou en qualité de l'un ou de plusieurs oligo-éléments nécessaires, détruit l'équilibre, entraîne des carences qui se traduisent par des effets variables plus ou moins patents.

Quels sont-ils ?
Chrome ; phosphore ; cuivre ;
potassium ; fer ; soufre ; fluor ;
zinc ; lithium ; manganèse-cuivre ;
manganèse ; manganèse-cobalt ;
molybdène ; cuivre-or-argent ;
zinc-nickel-cob.

Chaque oligo-élément est utilisé dans un but très précis et a son utilité.
Par exemple :
le ***chrome*** pour :
- l'assimilation des glucides ;
- la prévention des maladies cardio-vasculaires.

le ***manganèse*** :
- les affections allergiques et pulmonaires, saisonnières et périannuelles.

le ***zinc*** :
- les affections cutanées.

le ***phosphore*** :
- les troubles fonctionnels de la spasmophilie ;
- c'est aussi un régulateur de l'excitabilité neuromusculaire.

Certains oligo-éléments sont considérés comme « essentiels » ; les critères sont les suivants :
- ils sont présents dans les tissus vivants, avec une concentration relativement constante ;
- ils provoquent par leur carence dans l'organisme des anomalies structurelles et physiologiques ;
- les anomalies induites par leur carence peuvent être prévenues ou guéries par l'apport du seul élément.

Ces oligo-éléments sont :
l'iode, le fer, le cuivre, le zinc, le sélénium, le chrome, le molybdène et le fluor.

PRENONS SIMPLEMENT QUELQUES EXEMPLES

LE FER

Oligo-élément présent en très faible quantité dans notre corps, le fer *joue un rôle essentiel* dans de multiples fonctions biologiques :

- il est surtout impliqué dans le transport de l'oxygène par les globules rouges depuis les poumons jusqu'aux tissus ;
- en quantité suffisante, il permet de prévenir l'anémie ;
- il intervient dans le mécanisme de la « respiration » cellulaire, dans le développement cérébral, dans la résistance aux infections.

Que risque-t-on en cas de carence ?

Une fois absorbé par les cellules intestinales, le fer est capté par une petite protéine, la transferrine, qui le transporte dans le sang et aux tissus qui en ont besoin.

Principal destinataire : la moelle osseuse, lieu de fabrication des globules rouges.

Il existe 3 stades successifs.

Notre alimentation n'apporte pas assez de fer — notre organisme réagit immédiatement.

- *Dans un 1er temps* : un signal est adressé aux cellules intestinales afin qu'elles captent une plus grande quantité de fer provenant de l'alimentation.

- *Puis*, toutes nos réserves sont mobilisées.
- *La situation se prolonge* — la carence apparaît (ongles fragiles, perte de cheveux, fatigue générale, réduction des aptitudes intellectuelles et des performances physiques, etc.). Plus la carence se prolonge, plus le taux d'hémoglobine relevé lors de l'analyse des globules rouges baisse.
- *Stade ultime* : l'anémie apparaît.

On constate que près d'une jeune femme sur quatre manque de fer.

ALIMENTS RICHES EN FER (en mg pour 100 g)

clovisses	**26**	moules	**24**
coques	**20**	boudin	**20**
foie de porc	**13**	cacao en poudre	**12***
foie d'agneau	**10**	foie de bœuf	**10**
rognons	**5-10**	fèves	**9***
haricots secs	**7***	lentilles	**7***
jaune d'œuf	**6***	pois secs	**6***
huîtres (12)	**5,5**	foie de veau	**5***
fruits oléagineux	**4,5***	cœur de bœuf	**4***
fruits secs	**3-4**	épinards	**4***
langue de bœuf	**3,5**	viandes	**3**
persil	**3***	œuf entier	**2,8**
chocolat	**2,8***	cresson	**2,5***
pain complet	**2,2***	volaille, gibier	**2**
jambon	**2**	poissons, crustacés	**1,2**

*fer non héminique

En conclusion :

Deux traitements sont à envisager :

1) *Traitement préventif :* il consiste en une supplémentation systématique destinée à éviter une véritable carence et à maintenir des réserves optimales de fer (pour les femmes enceintes, les nourrissons de 10 à 36 mois, les donneurs de sang réguliers).

2) *Traitement curatif :* instauré pour 6 mois environ après diagnostic de carence ou d'anémie ferriprive. Un dosage de la ferritine et du fer sanguin doit être effectué à la fin du traitement substitutif afin de vérifier que le taux est revenu à la normale.

LE ZINC

Il intervient dans la constitution ou comme cofacteur de nombreuses enzymes qui jouent un rôle important dans le métabolisme des protéines, des glucides, des lipides et acides nucléiques.

Carence en zinc = retard de croissance, anomalies de la maturation sexuelle, troubles gustatifs, perturbations de l'immunité, troubles cutanés et retard de la cicatrisation.

Le déficit en zinc perturbe la tolérance aux glucides en gênant l'action de l'insuline, entraîne un risque d'hypertension artérielle et perturbe le métabolisme des lipides.

La teneur en zinc des aliments est très variable : les aliments qui en sont les plus riches sont : les poissons, les viandes et les céréales complètes.

L'absorption de zinc prise seule est de 60 %, alors qu'au cours d'un repas elle s'abaisse à 20-30 % selon la composition de ce repas.
Symptômes d'une déficience en zinc : diarrhées profondes, plaques cutanées de parakératose, perte de cheveux, infections chroniques et troubles neurologiques.
Zinc et grossesse : un déficit en zinc peut perturber le déroulement de la gestation et avoir des conséquences sur le fœtus.
Zinc et croissance : un déficit entraîne un ralentissement de la croissance et une diminution de l'appétit.
Zinc et immunité : il a des répercussions sur de nombreux paramètres immunitaires de l'immunité cellulaire.
Zinc et artériosclérose, maladies cardio-vasculaires : son déficit est suspecté d'être un facteur de risque des maladies cardio-vasculaires.

LE SÉLÉNIUM

Il intervient (avec la vitamine E) dans le métabolisme des peroxydes et des radicaux libres produits par l'oxydation des lipides. Il joue un rôle dans le métabolisme hépatique des xéniobiotiques, contribue au maintien de l'intégrité des muscles squelettiques et cardiaque, et du spermatozoïde.

Apport en sélénium :
Il est réalisé, en majeure partie par les aliments riches en protéines, et à un moindre degré les céréales.

LE CUIVRE

Il entre dans la constitution de plusieurs métalo-enzymes jouant un rôle vital dans le métabolisme des mammifères. Son rôle biologique s'explique essentiellement par son effet en tant que cofacteur d'un certain nombre d'enzymes dont la plupart sont des oxydases.
Rares sont les carences sévères, mais une déficience en cuivre peut constituer un facteur de risque de maladies cardio-vasculaires.

Les *aliments riches en cuivre* ont une teneur supérieure à 1 mg/100 g, comme :
- les noix ;
- le chocolat ;
- le foie ;
- les crustacés ;
- les huîtres ;
- certaines eaux douces circulant dans les canalisations fabriquées en cuivre.

Conséquences des déficiences en cuivre : les carences profondes sont rares ; elles se traduisent par des problèmes osseux, une anémie sévère, des troubles cutanés et des troubles du système nerveux central.

Cuivre, athérosclérose et maladies cardio-vasculaires : la déficience en cuivre pourrait être un facteur de risque des maladies cardio-vasculaires (irrégularité à l'électrocardiogramme, atrophie cellulaire, fibrose).
Cuivre et cancer : difficile de prouver qu'il existe un lien entre la consommation d'un régime riche en cuivre et le cancer.

LE CHROME

Il est essentiel, nécessaire au métabolisme normal des hydrates de carbone.
Sa fonction biologique est étroitement associée à celle de l'insuline.

Où trouver le chrome ?

> ***Il est présent dans l'alimentation sous forme organique et inorganique.***
> ***Les sources les plus riches en chrome sont :***
> - ***le foie et les viandes ;***
> - ***la levure de bière ;***
> - ***les graines complètes ;***
> - ***les noix.***

Déficience en chrome : certaines études ont prouvé que *le chrome abaisse le taux de cholestérol total sérique et élève la fraction HDL.* Mais cette constata-

tion n'a *pas* été retrouvée de façon constante dans tous les travaux effectués dans ce domaine.
Chrome et diabète : la supplémentation en chrome *améliore la tolérance au glucose* et abaisse le taux d'insuline dans le sang. Mais les chercheurs ne sont pas en mesure de dire si la carence en chrome apparente chez certains sujets diabétiques en est une cause ou une conséquence.

L'IODE

L'iode est un oligo-élément dont le seul rôle connu est de constituer un élément déterminant dans la synthèse des hormones synthétisées par la glande thyroïde. Les hormones thyroïdiennes à leur tour jouent un rôle crucial dans le processus de croissance et de différenciation de nombreux tissus, en particulier du cerveau.
Source de l'iode : l'alimentation en général et *surtout les fruits de mer,* mais aussi les œufs, le lait, la viande et les céréales.
Déficience en iode : des déficits modérés entraînent des altérations de la fonction thyroïdienne chez le nouveau-né, des anomalies fonctionnelles chez l'enfant, un éventuel facteur de risque de certains types de cancers chez l'adulte (thyroïde et sein).

A N N E X E   V I

Bien utiliser les eaux minérales

Les propriétés des eaux minérales demandent à être connues pour que leur bénéfice soit optimal.
Les eaux minérales naturelles provenant d'une source dont l'exploitation est autorisée par le ministère de la Santé sont caractérisées par une pureté originelle et une composition constante.
Elles doivent apporter à l'organisme des éléments favorables à la santé.

Les eaux de source :

Elles proviennent toujours d'une nappe souterraine alimentée par des eaux qui ont suivi un parcours permettant la filtration et l'élimination de la plupart des polluants.
Elles ne doivent pas porter la mention « eau minérale ».

Les eaux minérales naturelles :

Elles proviennent d'une nappe de situation géologique rigoureusement déterminée, dont les accès sont protégés. Ses composants minéraux et organiques doivent être permanents.
Les analyses bactériologiques doivent être quotidiennes et réalisées par des laboratoires agréés. Elles sont extrêmement surveillées.
Le goût de l'eau a été apprécié grâce à une méthode d'évaluation sensorielle (étude faite sur six eaux minérales naturelles).
Deux groupes d'eaux ont été distingués :

- les *eaux fortes en goût*, comme Contrex et Hépar, en raison de la richesse en sels minéraux : calcium et magnésium ;
- les *eaux au goût neutre*, l'absence de saveur est liée à une minéralisation moyenne (Vittel) ou faible (Volvic, Evian).

Certaines eaux sont plus riches en calcium, d'autres en magnésium, d'autres en sels minéraux, en sodium.

LE CALCIUM

Les eaux calciques sont excellentes pour la résorption osseuse. L'apport calcique doit être pris en compte dans la ration calcique quotidienne, en plus des produits laitiers.
Par exemple le calcium de la Contrex (486 mg de calcium par litre) est aussi bien absorbé que le calcium

du lait. Les personnes ayant une intolérance au lactose peuvent compenser l'apport de calcium en buvant de l'eau minérale Vittel Grande Source par exemple (202 mg de calcium par litre). Cette consommation est égale ou même supérieure à l'absorption du calcium du lait.

Calcium pharmaceutique et calcium de l'eau minérale Hépar (500 mg de Ca) entraînent une élévation semblable de la calcémie.

LES NITRATES

Poisons de l'hémoglobine, les nitrates bloquent les phénomènes de transfert de l'oxygène au niveau des hématies.

Le taux de nitrates, à l'heure actuelle, a tendance à augmenter ; il ne faut donc pas consommer une eau qui a plus de 50 mg/l et ne pas donner aux bébés une eau qui dépasse 25 mg/l.

LE MAGNÉSIUM

Le magnésium joue un rôle essentiel dans le fonctionnement de notre organisme.

Apports conseillés :

- Hommes : 420 mg pour un homme de 70 kg ;
- Femmes : 330 mg.

Il est impliqué dans de nombreuses réactions métaboliques :

• synthèse et utilisation des liaisons riches en énergie ;
• synthèse des protéines ;
• transmission de l'influx nerveux ;
• rôle activateur sur certaines enzymes.

Il participe au maintien de l'intégralité cellulaire.
Il contribue à la relaxation musculaire.
Il a un impact positif sur le transit intestinal.
Une eau riche comme Hépar (110 mg par litre) — la plus élevée parmi les eaux minérales — est excellente à titre préventif ou curatif, en complément ou en relais d'une supplémentation médicamenteuse.
Nous allons voir maintenant les différents besoins en eau selon les âges et les conditions de santé des patients. En effet, la consommation des eaux minérales peut varier selon que l'on soit en plein effort sportif ou en baisse de forme ou même constipé.

QUEL TYPE D'EAU CHOISIR ?

Pourcentage de la masse corporelle en eau	***Besoins quotidiens***	***Type d'eau conseillé***	***Justification***
Nourrissons 75%	À la naissance : 150 ml d'eau par kilo de poids corporel ; à 1 an : 100 ml d'eau par kilo de poids corporel.		Pour respecter • l'immaturité rénale du nourrisson ; • l'équilibre minéral des préparations pour nourrisson.
Enfants adolescents, adultes 60%	1,5 litre par jour	Eau minérale naturelle	Pour apporter eau et minéraux à un organisme, surtout en période de croissance.
Sujet âgé 50%	1,5 litre par jour	Eau minérale naturelle, de bien minéralisée à riche en sels minéraux (calcium, magnésium).	Pour limiter les risques de carences en minéraux du sujet âgé.
Les activités sportives	+ de 2 l d'eau et jusqu'à 5 l par jour selon la durée et l'intensité de l'effort	Eau minérale naturelle bien minéralisée (calcium, magnésium).	Pour apporter au sportif les minéraux nécessaires à la qualité de sa performance musculaire.
La grossesse et l'allaitement	De 1,5 l à 2 litres par jour.	Eau minérale naturelle riche en sels minéraux	Pour limiter les risques de carences en magnésium et

Pourcentage de la masse corporelle en eau	***Besoins quotidiens***	***Type d'eau conseillé***	***Justification***
		(calcium, magnésium) : résidu sec : 1500 mg/l.	en calcium, fréquentes pendant ces périodes.
La constipation	De 1,5 l à 2 litres par jour.	Eau minérale naturelle riche en sels minéraux et particulièrement en magnésium.	Apporter en quantité suffisante des sels minéraux et particulièrement du magnésium, peut aider à rétablir la régularité du transit intestinal.
Baisse de forme, fatigue	1,5 litre par jour.	Eau minérale naturelle riche en sels minéraux et particulièrement en magnésium.	Pour fournir à l'organisme fatigué du magnésium nécessaire à un bon tonus.

ANNEXE VII

Choisissez vos fruits, et ayez la forme

« Quand la faim est calmée
Les fruits gais et parfumés
Terminent le repas
Tous se lèvent joyeux et adorent la vie
Sans dégoût de ce qui est matériel
Songeant que les repas
sont beaux sont sacrés
Qui font vivre les hommes. »

Guillaume APOLLINAIRE

Dès la période de sevrage achevée, vous aurez dans la plupart des cas droit à un fruit par jour. Voilà un plaisir qui agrémentera votre programme alimentaire ! Faisons le point sur certains que vous trouverez couramment sur les marchés ou dans votre jardin, selon les saisons.

LA FIGUE

Le figuier fait partie du paysage méditerranéen. Très prolifique, il était largement cultivé dans l'Antiquité.

Grecs et Romains faisaient une large consommation de figues fraîches et séchées.

Vous pourrez acheter des figues sur nos marchés de mi-juin à novembre.

Il existe 29 espèces différentes de ces fruits, les plus connues étant les figues blanches à la pulpe rouge, bien sucrées ; les figues colorées dont l'épiderme prend des teintes rouge-violet et dont la chair est plus ou moins foncée ; la violette de Solliès, très savoureuse, à peau épaisse ; la figue de Bordeaux.

La figue joue un rôle équilibrant dans l'alimentation grâce à sa densité élevée en minéraux. Sans danger pour la ligne, elle peut constituer un dessert raffiné et gourmand. Elle se prépare également en confiture.

On connaît ses vertus laxatives depuis la plus haute antiquité et on en faisait des cataplasmes pour soigner les ulcères.

Ce fruit est moyennement énergétique (57 cal pour 100 g), proche de la prune, de la pomme, un peu moins calorique que les cerises.

Il est riche en glucides, donc en sucres simples, fructose et glucose, en fibres et en sels minéraux (le potassium arrive largement en tête ainsi que le calcium et le magnésium). Très riche en vitamines du groupe B, la figue ne contient pratiquement pas de vitamine C. En raison de sa richesse en fibres (2,5 g), et surtout de la présence de petits « grains », ou akènes, la figue est parfois mal supportée par les personnes dont le système digestif est particulièrement fragile.

LE COING

Fruit à la forme de poire arrondie, recouvert d'une peau jaune légèrement duveteuse et à la chair très ferme et agréablement parfumée, le coing n'est comestible que cuit.

Originaire des Balkans et des bords de la Caspienne, il était cultivé 4 000 ans avant notre ère à Babylone. Très apprécié lors des banquets romains, il devait son surnom de « pomme de Cudon » à la forte et bonne réputation des fruits produits dans cette région crétoise.

Il en existe quelques variétés très connues :

- le coing « Champion » venant du New Jersey à la chair tendre et juteuse, bien parfumée, au goût fin, souvent servi en accompagnement des viandes ;
- le « Monstrueux de Vranja », originaire de l'ex-Yougoslavie, allongé, ventru, offrant une chair ferme, délicatement parfumée ;
- le « coing du Portugal » à l'épiderme doré et très duveteux, cache une chair cassante, jaune, très parfumée — idéale pour la préparation des gelées et liqueurs.

Il s'agit d'un fruit *assez peu chargé en glucides*, 6 à 7 g pour 100 g (moins que la majorité des fruits), et contenant des sucres réducteurs et peu de protéines. Son apport énergétique reste donc très modéré : 28 cal pour 100 g.

Cependant, ce fruit étant toujours consommé cuit — en compote, gelée ou confiture — il est donc prati-

quement toujours additionné de sucre, ce dont il faut tenir compte pour l'apport calorique.
Les fibres sont très abondantes puisque leur taux dépasse 6 g pour 100 g de fruit. Il s'agit à plus de 75% de fibres insolubles : cellulose et lignine. Les fibres solubles sont constituées essentiellement de pectines : 0,6 à 0,7 g pour 100 g de fruit.
Le coing est riche en nombreux minéraux et oligo-éléments : potassium, phosphore, calcium, magnésium, fer et cuivre.
Consommé sous forme de gelée ou de pâte, il possède une action bénéfique et protectrice au niveau des intestins, ainsi que des propriétés antidiarrhéiques.

LA CERISE

Le temps des cerises est bien court, juin, juillet et il faut profiter de ces fruits juteux et lumineux qui sont un vrai régal !
Il en existe de nombreuses variétés dérivant du merisier sauvage, dues aux différentes greffes (guignes, bigarreaux à chair ferme, early rouge, burlat, marmotte, cœur-de-pigeon...).
Autrefois, ses bourgeons, ses fleurs, son écorce et surtout le pédoncule de ses fruits étaient utilisés en tisane.
Aqueuse, peu nutritive malgré les sucres qu'elle contient, la cerise ne fait pas grossir. Riche en vitamines A et B, elle est revitalisante. Riche en tanin,

elle est astringente, rafraîchissante, diurétique, laxative, dépurative. Elle possède en outre les vertus d'être excellente contre l'anémie, la constipation, la cystite, la grippe et l'obésité.

LA PASTÈQUE

Fourrage en Égypte, élément intervenant dans la fabrication de la bière en Russie, condiment confit au vinaigre aux USA, la pastèque est consommée dans de nombreux pays où ses diverses variétés lui confèrent toutes sortes d'aspects et de couleurs : allongée, arrondie, à chair rouge ou blanche, à peau verte ou jaune...

La pastèque est un fruit juteux et remarquablement désaltérant, qui renferme 92% d'eau. Il se situe parmi les moins riches en glucides : en moyenne 6,5 g pour 100 g de fruit. Sa saveur est douce et sucrée, liée pour une part à sa faible teneur en acides organiques et à la nature même de ses acides, malique et citrique. Le goût sucré provient également de la nature de ses glucides.

Du fait de sa faible teneur en glucides, la pastèque est un fruit peu énergétique (30 cal pour 100 g de fruit). Riche en vitamine C : 11 mg pour 100 g, elle est aussi une source de provitamine A, et de vitamines du groupe B.

POURQUOI LES FRUITS SONT BONS POUR NOUS

aliments	KJ	Kcal	Pr.	Lip.	Gl.	Fib.	Ca	Fer	Mg	Na	K	Cho.
par 100 g			g	g	g	g	mg	mg	mg	mg	mg	mg
pomme, poire	242	58	0,2	0,6	13,5	2	7	0,48	8	1	144	0
agrumes *(orange)*	204	49	1	0,2	11,7	2	41	0,4	11	1	177	0
abricot, pêche	158	38	0,6	0,1	9,1	1,4	9	0,4	10	1	205	0
fruits au sirop	280	67	0,2	0,2	16	1,6	5	0,4	5	1	66	0
pastèque	125	30	0,5	0,2	6,5		7	0,2	10	2	110	

Composition en vitamines (pour 100 g d'aliments)

	Bêta-carotène	Alpha-tocophérol	Vit. A	Vit. B1	Vit. B2	Vit. B6	Vit. B12	Vit. C	Niacine	Ac. pantothénique	Ac. folique	Biotine
	mg	mg	µg	mg	mg	mg	µg	mg	mg	mg	µg	µg
pomme	0,05	0,05	0	0,03	0,03	0,04	0	3,8	0,3	0,1	18	0,5
poire	0,03	0,5	0	0,03	0,04	0,01	0	4,6	0,2	0,06	14	0,1
orange	0,09	0,04	0	0,06	0,04	0,05	0	52	0,3	0,2	24	2
pamplemousse	0,01	0,27	0	0,05	0,02	0,03	0	44	0,2	0,2	11	3
mandarine	0,34	0	0	0,06	0,03	0	0	30	0,2	0	21	2
pêche	0,44	0,6	0	0,03	0,05	0,03	0	9,5	0,8	0,1	11	2
pastèque			0,3	0,03	0,02	0,10		11	0,2	0,22	0,3	

Les fruits rouges sont moins sucrés et plus riches en vitamines C que les fruits à noyau. Mais attention certains sont gorgés de sucre et dans le jeûne protéiné, ils ne sont pas vraiment recommandés.

LA MÛRE

Une vraie mine de fer, tonifiante et laxative, la mûre renferme du resvératrol, une substance anticancéreuse qui agit à un triple niveau. Elle empêche la prolifération des cellules cancéreuses. Elle est riche en fer (contre l'anémie), en vitamine C et en fibres cellulosiques.

LA GROSEILLE

La groseille apparaît en France au XVe siècle mais il semblerait que les groseilles à maquereaux étaient fort communes au Moyen Âge où on les utilisait comme garniture du poisson.

Baie rafraîchissante et gonflée de jus, la groseille est *l'un des fruits les moins chargés en glucides* : 4,4 à 5 g aux 100 g. Elle possède par ailleurs une teneur élevée en acides organiques naturels, ce qui lui confère une saveur nettement acidulée.

La groseille apporte 33 calories aux 100 g. Riche en vitamine C et aussi en vitamine P.

Elle renferme un éventail varié de minéraux et d'oligo-éléments (potassium, calcium, phosphore et magnésium) et est riche en fibres.

LA MYRTILLE

Divers surnoms désignent ce fruit : « brimbelle », « airelle noire », « raisin des bois », etc. Il existe deux espèces de myrtille :

- la myrtille sauvage que l'on trouve dans les sous-bois à la chair colorée et tachante, un peu acide et très aromatique.
- la myrtille cultivée qui est d'origine américaine, moins tachante et que l'on peut conserver au moins 10 jours.

Désaltérante et rafraîchissante, la myrtille est avant tout un fruit plaisir. Excellente avec du fromage blanc ou de la crème à la vanille.

C'est un fruit modérément sucré — sa teneur en glucides est de 8 à 9 g aux 100 g. Son apport calorique est de 45 calories aux 100 g. Riche en potassium, elle est plus pauvre en magnésium, calcium et fer, mais les fibres y sont particulièrement concentrées.

LA FRAISE

Très riche en variétés, la fraise la plus parfumée est celle produite à Plougastel ou en Provence.

Très peu calorique, c'est un des fruits les plus adaptés au régime lorsque le patient est en phase de transition.

QUELQUES RECETTES

Sauce coulis de fraises, framboises ou cassis :

(POUR 5 PERSONNES : *200 g de fraises, framboises ou cassis ; 10 cl d'eau ; 9 sucres Canderel ; 1 jus de citron.*)

Délayer 9 petits sucres Canderel avec 10 cl d'eau. Les faire bouillir dans la casserole pour obtenir un sirop.
Broyer au mixeur les fraises, les framboises ou le cassis. Passer la purée au chinois.
Mélanger la préparation précédente avec le sirop et le jus de citron. Verser dans un récipient creux et garder au réfrigérateur.
Ce coulis permet de napper des blancs en neige, ou des pommes.

Sorbet à la fraise ou à la framboise :

(POUR 5 PERSONNES : *300 g de fraises ou de framboises équeutées ; 15 cl d'eau ; 10 sucres Canderel ; 1 jus de citron ; 5 feuilles de menthe fraîche.*)

Délayer les sucres avec les 15 cl d'eau. Faire bouillir dans la casserole pour obtenir un sirop.
Conserver au frais.
Enlever le pédoncule des fruits (choisis parfumés et bien mûrs) et les broyer au mixeur. Passer la purée au chinois.
Délayer cette purée au sirop refroidi et au jus de citron, verser le tout dans la sorbetière et laisser

tourner jusqu'à ce que le mélange s'épaississe par le froid.

Servir avec une décoration faite de fruits frais et de feuilles de menthe.

ABRÉGÉ DE COMPOSITION DES FRUITS ROUGES

aliments	KJ	Kcal	Pr.	Lip.	Gl.	Fib.	Ca	Fer	Mg	Na	K	Cho.
par 100 g			g	g	g	g	mg	mg	mg	mg	mg	mg
cerise	292	70	1,3	0,3	17	1,7	22	0,35	14	2	299	0
framboise		41	0,9	0,6	8	7,4						
groseille	138	28	1,1	0,5	5	8,2	36	1,2	13	3	240	
myrtille	190	45	0,6	0,5	8,7	4,9	10	0,7	3	1	68	

Composition en vitamines (pour 100 g d'aliments)

	Bêta-carotène	Alpha-tocophérol	Vit. A	Vit. B1	Vit. B2	Vit. B6	Vit. B12	Vit. C	Niacine	Ac. pantothénique	Ac. folique	Biotine
	mg	mg	µg	mg	mg	mg	µg	mg	mg	mg	µg	µg
groseille		0,7	0,07		0,04	0,06	0,05		40		0,06	0,01
myrtille		2,07	0,03		0,03	0,03			20		0,13	

ANNEXE VIII

Plantes et herbes aromatiques

LA VERVEINE

Baptisée herbe aux enchantements, sacrée pour les druides, cette plante très parfumée venue du Chili et du Pérou au XVIIe siècle, était alors utilisée pour les pratiques de sorcellerie et la prédiction de l'avenir. Il existe deux variétés qui possèdent les mêmes vertus digestives. En infusion, elle facilite la digestion. En décoction, elle soigne la mauvaise haleine. C'est aussi un très bon stimulant du foie. En Asie, on l'utilise pour parfumer le poulet et le porc. Elle aromatise les salades exotiques, les marinades et les viandes blanches.

LA CIBOULETTE

Cousine de l'oignon au goût plus fin et plus discret, la ciboulette a de ravissantes fleurs rose-mauve comestibles. Sa culture était très répandue au Moyen Âge.

Elle contient de la vitamine C en quantité non négligeable et du soufre. Elle est reconnue pour ses propriétés apéritives.
Elle se mélange à toutes les autres herbes et légumes. Une vraie merveille avec les fromages blancs, les mayonnaises, les sauces froides mais aussi mélangée aux omelettes et à la vinaigrette.

LE PERSIL

Le persil a une action diurétique et stimule la digestion. Il est déconseillé en cas d'inflammation des reins. Il favorise la lactation des femmes qui allaitent.
Le persil simple est bien meilleur que le frisé surtout utilisé pour la décoration des plats. Il peut être haché, concassé.
Il accommode tous les plats, toutes les sauces, frais ou séché.

LE CERFEUIL

Originaire du Caucase, cette plante a fait son apparition en France au Moyen Âge. Très parfumé, il dégage un arôme délicat et raffiné.
Le cerfeuil est riche en vitamines C et en caroténoïdes actifs ; il contient des principes actifs qui favorisent l'activité des reins et des organes digestifs.
Il est aussi un excellent dépuratif.
N'ajoutez le cerfeuil sur vos salades qu'au dernier moment, car son parfum est volatil.

L'ESTRAGON

L'estragon évoque les « jardins de curés ».
Il adoucit l'haleine, facilite le sommeil et la digestion. On peut le hacher finement ou conserver les feuilles entières. Il agrémente parfaitement les salades et aromatise grandement le vinaigre et l'huile. Une branche parfume l'intérieur d'un poulet ou d'un bar cuit en papillote.

LE BASILIC

Originaire de l'Inde, cette plante est venue jusqu'en Europe dans les années 800.
Différemment apprécié à cause de son odeur et de son goût particulier, le basilic doit s'utiliser avec parcimonie, mais quel soleil dans votre assiette ! C'est le pistou de la Provence.
Il a un effet calmant sur le système nerveux et un pouvoir sudorifique.
Cru ou haché, il agrémente les tomates, les poissons, les haricots frais, dont il assure une meilleure digestion.

LA LAVANDE

C'est toute la Provence sur votre balcon et dans votre jardin !
La lavande est une des plantes les plus odorantes que l'on utilise pour la fabrication des parfums mais aussi des remèdes.

En infusion ou en décoction, elle soigne les voies respiratoires. Dans une armoire, elle embaume votre linge et elle soulage votre rhume si vous la mettez sous votre oreiller... J'oubliais, elle chasse les insectes.
La nouvelle cuisine utilise ses fleurs en dose infinitésimale dans l'eau du bouillon pour les cuissons à la vapeur, dans les marinades et même dans le lait pour les desserts.

L'AIL

Nul n'en doute, il s'agit là d'une plante à odeur puissante et à la saveur brûlante. Quand on croque une gousse d'ail, on ressent aussitôt les messages sensoriels intenses qui flattent le palais. Difficile à digérer, il laisse une haleine tenace.
On lui reconnaît des vertus pour prévenir de l'athérosclérose. À sa consommation, on observe une diminution de la viscosité du plasma, un accroissement du flux capillaire et une augmentation de l'activité fibrinolytique. Il conduit à la diminution modérée de la pression chez l'hypertendu.
Une pointe d'ail dans une salade, dans les légumes ou accompagnant un gigot d'agneau, quelle merveille ! En Provence, nous le retrouvons dans toute la cuisine et surtout dans l'aïoli, le caviar d'aubergine et maints autres plats succulents.

L'ANETH

Souvent appelé fenouil bâtard, c'est une plante aux fleurs jaunes en ombrelle. Son fruit récolté en septembre est mis à sécher.
Riche en vitamines A et C, ses graines possèdent des propriétés stimulantes diurétiques et anti-gaz intestinaux et sont surtout utilisées en infusion dans le traitement des colites et pour arrêter le hoquet. L'aneth se marie parfaitement bien avec le poisson. Vous pouvez aussi mettre quelques graines dans le vinaigre.

LA MENTHE

Plante vivace qui compte au moins 100 variétés. Les plus courantes sont la menthe verte, la menthe poivrée à fleurs roses et la menthe Pouliot.
Elle a de nombreux bienfaits : elle facilite la digestion, a un effet relaxant dans les cas de troubles gastriques, intestinaux et apaise les ballonnements. Mâchée, elle purifie l'haleine et une inhalation de menthe vous permet de chasser votre rhume.
En général, elle atténue la douleur.
Même votre animal préféré peut en profiter ! En friction, elle chasse les puces des chiens et des chats.
Pour la cuisine la menthe verte est la meilleure. Ses feuilles sont fraîches et font merveille dans les salades, les salades de fruits, les sorbets, le fromage blanc ou en accompagnement de la viande de mouton.

LE ROMARIN

Typique de la flore méditerranéenne, c'est un arbuste à tiges enchevêtrées, à fleurs bleues. Il exhale un parfum très agréable grâce à sa forte teneur en huile essentielle (2%).
Il connut une grande vogue comme plante médicinale au XVIIe siècle, passant pour avoir guéri une dermite dont était atteinte le reine de Hongrie.
On dit qu'il rend gai et heureux, il chasse même les mauvais rêves.
En infusion : il a une action bienfaisante contre les maux d'estomac, les règles douloureuses.

ANNEXE IX

Les protéines de synthèse

Les protéines de synthèse sont fabriquées à partir de matières premières de la plus haute qualité, leur composition répond exactement aux données scientifiques établies pour le jeûne protéiné et aux diverses réglementations en vigueur. Elles sont issues du soja et du lait.

Les sachets ne sont pas un substitut de repas et doivent être complétés par l'absorption de légumes en première phase du régime et de viandes blanches, poissons et légumes dans la phase de transition.

Ils doivent *absolument contenir les 8 acides aminés essentiels*. Afin d'être efficaces et tolérées, les protéines doivent être pré-assimilables, donc d'une grande digestibilité, exemptes quasi totalement de gras et de sucre.

LISTE DES INGRÉDIENTS

- protéines de lait (base essentielle) ;
- gélatine hydrolisée ;
- épaississant : gomme xanthane ;
- édulcorant : aspartame ;
- agent d'aération bicarbonate de sodium ;
- arômes naturels et artificiels ;
- isolat de protéines de soja (gruaux, légumes...).

INFORMATIONS NUTRITIONNELLES
La valeur énergétique varie selon la saveur choisie mais en général elle oscille de 66 à 88 Kcal.

Voici 2 exemples :

	boissons aux fruits	boisson chaude
par sachet	fruits tropicaux/orange pamplemousse/raisin	cacao
valeur énergétique	66 Kcal/280 kj	80 Kcal/330 kj
protéines	15 g	15 g
glucides	1,3 g	3,8 g
lipides	0,2 g	0,6 g
sodium	32 g	315 g

LES PROTÉINES AU PETIT DÉJEUNER

Pourquoi ne pas prendre des flocons d'avoine ou des gruaux ?
Vous aurez trois saveurs au choix :
Cassonade/Érable ; Pomme/Cannelle ; Pomme/Noix.
Diluer le sachet de gruau dans de l'eau chaude et laisser reposer quelques instants avant de le consommer.
Vous pouvez également prendre un sachet au goût de chocolat, c'est la saveur favorite des patients.
Diluez le sachet dans 200 ml d'eau chaude et pensez bien à mixer cette préparation qui sera plus onctueuse. Une pointe de café dans ce chocolat sera un plus.
Une autre possibilité est le jus d'orange ou la boisson exotique.
Enfin pour combler « un petit creux », si vous avez l'habitude de bien déjeuner le matin, on peut prendre une part du gâteau (génoise) au chocolat.
Il faut mélanger le sachet « gâteau » à 60 ml d'eau, bien agiter et verser dans un récipient à soufflé. Placer au micro-ondes.
Pour obtenir un soufflé : mettre 65 secondes, à réglage maximum.
Pour obtenir un gâteau : 2 mn 30 à réglage moyen.
Dès que le gâteau est prêt, le retirer à l'aide d'une spatule.
Vous pouvez en améliorer la saveur en ajoutant soit de l'essence de noyau, soit de la fleur d'oranger ou de la cannelle.

Les barres chocolatées hyperprotidiques

C'est un complément nutritionnel de haute valeur protéique contenant tous les acides aminés essentiels à l'organisme.

À qui sont-elles réservées ?
Avant tout aux patients pratiquant un ou des sports intensifs et souhaitant maigrir.
En fin de régime, quand l'essentiel de la masse pondérale est perdu, et enfin, à tout patient ne pouvant *vraiment pas* prendre un sachet (cause : voyage, réunions, etc.)
Ces barres chocolatées sont plus caloriques que les sachets.
Il existe 3 goûts : *orange ; pruneau/vanille ; noix de coco.*

Composition — par barre

	orange	pruneau/vanille	noix de coco
val. énergétique	107 Kcal	111 Kcal	100 Kcal
protéines	8,1 g	9,1 g	8,0 g
glucides	5,6 g	6,2 g	2,7 g
lipides	3,5 g	3,9 g	4 g
fibres végétales	8,1 g	4,4 g	10,4 g
polyols	2,2 g	3,3 g	1,0 g

Ingrédients :
Protéines de lait ; chocolat noir de couverture ; oligofructosides ; huile végétale/soit : cubes d'écorce

d'orange ; crème de pruneau ; poudre de noix de coco. Stabilisant : glycérol ; arôme. Édulcorant : aspartam.

Protection de la masse musculaire

Tout au long du régime il faut protéger la masse musculaire.

Au niveau cellulaire, le rôle de la protéine est considérable.

Elle participe à plusieurs étapes de la vie cellulaire :

— l'élaboration
— la construction
— la croissance
— la réparation
— la reconstruction.

D'où l'importance de protéger la masse musculaire et de ne jamais en permettre l'utilisation au cours d'une perte de poids. C'est l'avantage que procure ce jeûne protéiné.

Un petit creux au cours de la matinée ou de l'après-midi ?

Pourquoi ne pas essayer le *pudding* vanille ou chocolat ?

Afin d'obtenir une crème anglaise ou une mousse, mélanger le contenu du sachet avec 125 ml d'eau froide. Laisser reposer.

Vous pouvez ajouter une pointe de café dans le chocolat, c'est excellent.

Si vous n'êtes pas au bureau vous pouvez vous concocter des îles flottantes.

Monter 2 blancs d'œufs avec de l'Aspartam en poudre ; les faire pocher et les disposer sur le pudding vanillé reconstitué avec seulement 200 ml d'eau froide.

Ou :

Croquer un ou deux biscuits au chocolat :

Mélanger un sachet + 40 ml d'eau jusqu'à obtenir une consistance homogène. Avec une cuillère à café former 4 biscuits sur une plaque antiadhésive.

Mettre à four chaud (th. 6 ou 7). Cuire 10 mn.

Ajouter un peu d'essence de noyau ou de fleur d'oranger pour améliorer le goût des biscuits ou un autre parfum, selon votre propre goût.

ANNEXE X

Les protéines et le sport

Durant la phase « entraînement » du sportif, les protéines :

- favorisent le maintien et le développement de la masse musculaire ;
- limitent les variations glycémiques ;
- constituent, lorsqu'on ajoute glucides et lipides en quantité suffisante, une source d'énergie importante ;
- jouent un rôle de stimulant, de déclencheur de l'efficacité et de la concentration.

L'apport en protéines de haute valeur biologique doit représenter 15% de l'apport énergétique total, auxquels s'ajoutent 55% de glucides et 30% de lipides.
Durant la phase « effort » , le sportif doit fournir un supplément d'énergie, lutter contre la fatigue et observer une alimentation adéquate, avec un apport en acides aminés indispensables et facilement assimilables.

Les protéines animales sont les seules à contenir les acides aminés nécessaires ; elles offrent une meilleure digestibilité que les protéines végétales. Par contre, elles sont particulièrement riches en lipides saturés néfastes et c'est pourquoi il est conseillé d'établir un équilibre entre ces deux sources.

L'avantage des protéines hydrolysées pré-assimilables est fondamental, puisqu'elles apportent tous les acides aminés nécessaires et cela sans supplément de lipides.

ÉQUILIBREZ PROTIDES ET GLUCIDES

ANNEXE XI

Courbes de poids

Dominique : 1,50 m

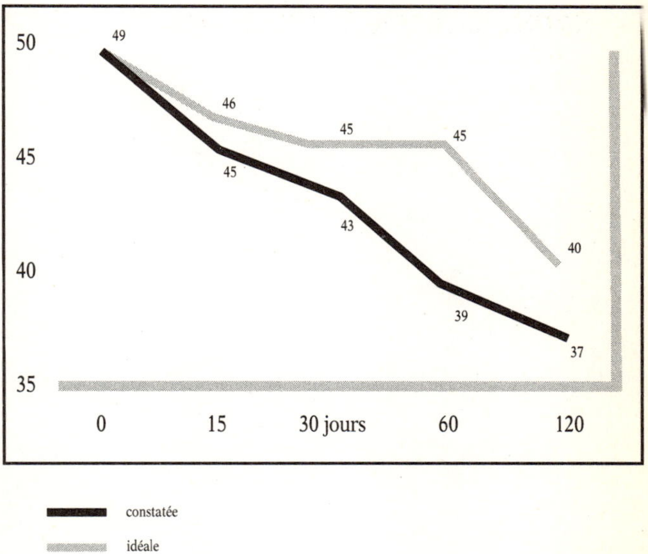

Franck : 1,81 m

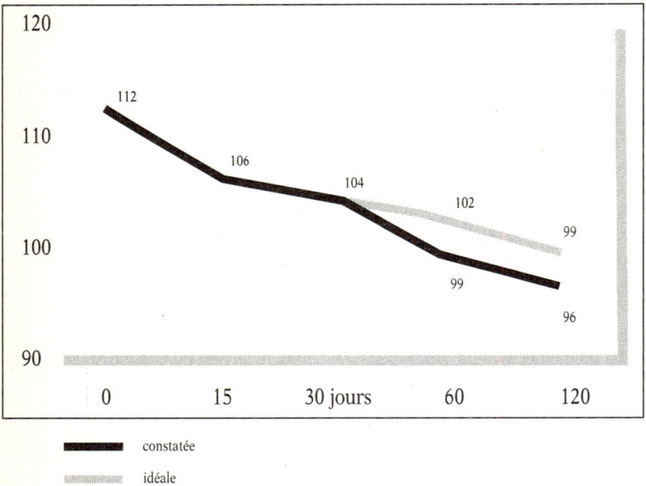

François-Xavier : 1,81 m

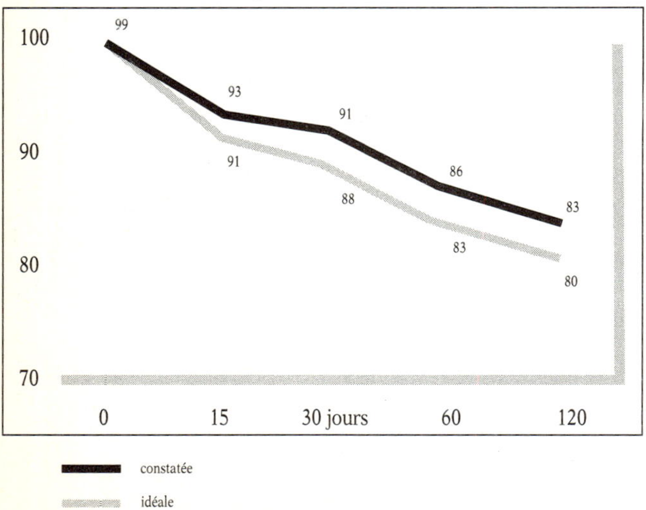

Laurence : 1,78 m

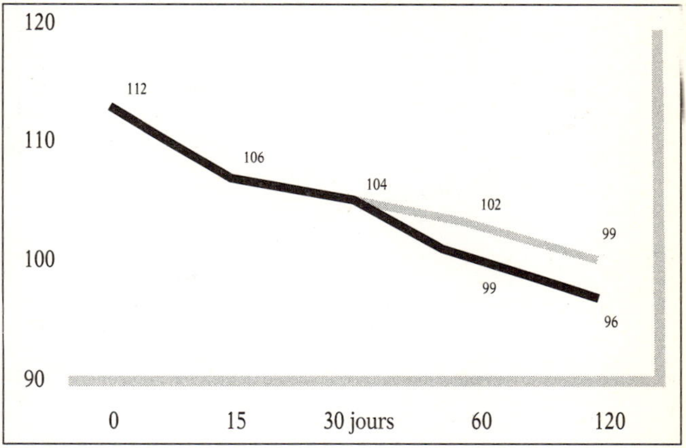

constatée

idéale

Martine : 1,66 m

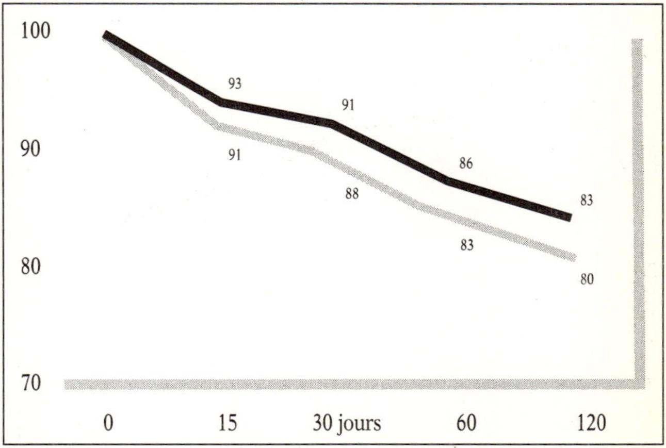

constatée

idéale

Dessinez vos nouvelles courbes

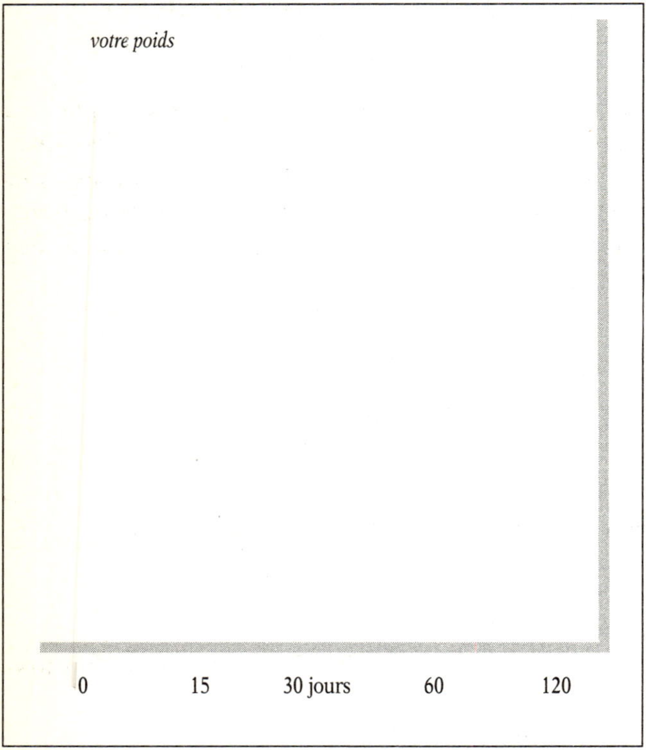

Où trouver les sachets protéinés ?

Les sachets protéinés recommandés par le Dr Peltriaux sont diffusés dans la plupart des pharmacies. Si votre pharmacie n'en disposait pas encore, voici une liste non exhaustive des laboratoires produisant ou important en France des sachets protéinés.

— Laboratoire Protidiet
BP 10, 33650 Saucats
Tél : 05.56.72.24.00

— Laboratoires Insudiet
ZI Taillis, BP 6, 49270 Champtoceaux
Tél : 02.40.83.99.99

— Laboratoire Oligopharm (« Easydiet »)
22, rue Brochant, 75017 Paris
Tél : 01.53.06.65.00

— Laboratoire Vivance
La Maison Blanche, 71570 Romanèche-Thorins
Tél : 03.85.35.25.15

— Laboratoire Bio 2
99, boulevard des Belges, 69006 Lyon
Tél : 04.72.74.07.85

Mes notes personnelles

Mes notes personnelles

Bien-être
7156

Composition Nord Compo
Achevé d'imprimer en Europe
par Elsnerdruck à Berlin
le 7 avril 2000.
Dépôt légal avril 2000. ISBN 2-290-07156-0
1er dépôt légal dans la collection : déc. 1998

Éditions J'ai lu
84, rue de Grenelle, 75007 Paris
Diffusion Flammarion (France et étranger)